Guide pratique des
Vitamines & Minéraux

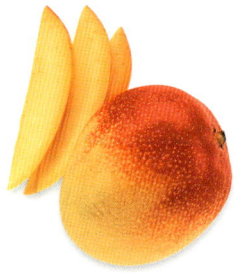

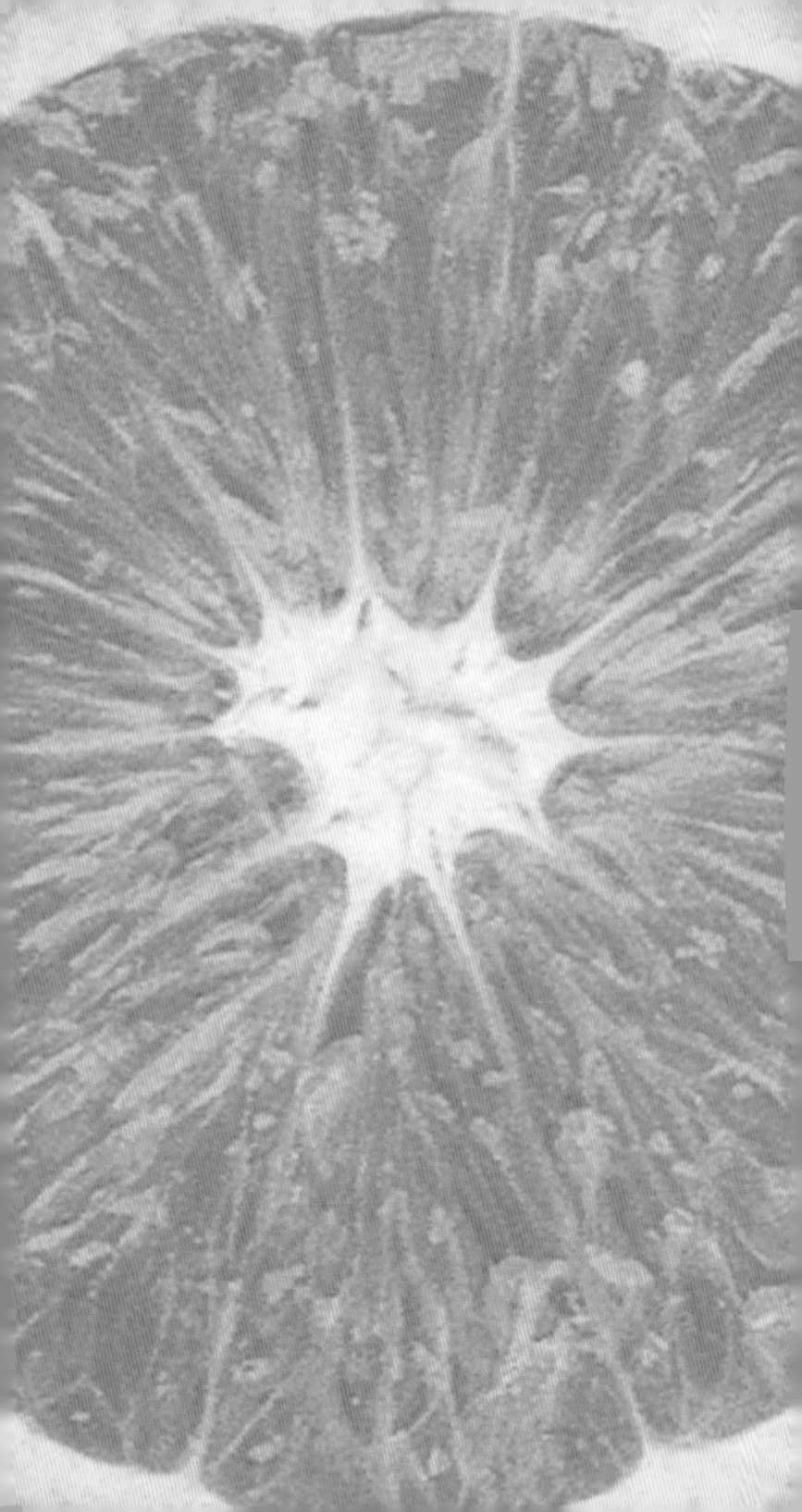

Guide pratique des
Vitamines &
Minéraux

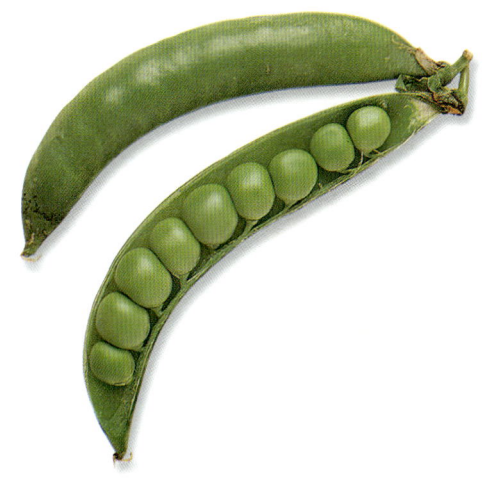

AMANDA URSELL

Dans la même collection :

Andrew CHEVALLIER, *Guide pratique de la Phytothérapie – les plantes médicinales*, Montréal, Hurtubise HMH, 2001
Lyndel COSTAIN, *Guide pratique des Fruits & Légumes, Aliments santé*, Montréal, Hurtubise HMH, 2001
Dr Andrew LOCKIE, *Guide pratique de l'Homéopathie*, Montréal, Hurtubise HMH, 2001

Copyright © 2001, Hurtubise HMH ltée
pour l'édition en langue française au Canada

Titre original : « *Healing Handbook series* » *Vitamins and Minerals*
Copyright © 2000, Dorling Kindersley Limited, Londres
Copyright © 2000, Amanda Ursell pour le texte
Copyright © 2001, Hachette Pratique pour la traduction française

Traduction : Catherine Sobecki
Mise en page et adaptation : Marie Vendittelli
Adaptation de la couverture : PÉNÉGA communications inc.

ISBN 2-89428-500-0

Dépôt légal : 2e trimestre 2001
Bibliothèque nationale du Québec
Bibliothèque nationale du Canada

Éditions Hurtubise HMH ltée
1815, avenue De Lorimier
Montréal (Québec) H2K 3W6
Tél. : (514) 523-1523
Téléc. : (514) 523-9969
Courriel : edition.litteraire@hurtubisehmh.com

Tous droits réservés. Aucune partie de cette publication ne peut être reproduite, stokée dans quelque mémoire que ce soit ou transmise sous quelque forme ou par quelque moyen que ce soit, électronique, mécanique, par photocopie, enregistrement, ou tout autres, sans l'autorisation préalable écrite du propriétaire du copyright.

Imprimé en Italie

www.hurtubisehmh.com

Sommaire

6
Introduction

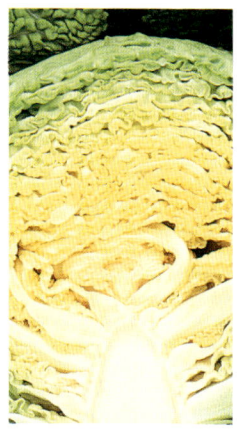
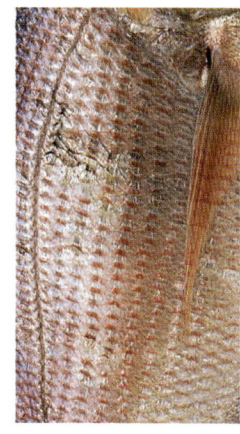
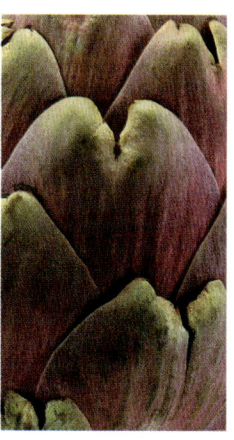

24
Chapitre 1

Guide
des
vitamines

52
Chapitre 2

Guide
des sels
minéraux

86
Chapitre 3

Guide
de
naturopathie

116
Besoins nutritionnels

120
Mémento pratique

124
Glossaire

126
Index

Introduction de l'auteur

À notre époque, de plus en plus d'hommes et de femmes veulent améliorer ou préserver leur santé. Pour un bien-être physique et mental optimal, notre alimentation doit comporter tous les nutriments nécessaires à l'organisme.

Nous réalisons aujourd'hui l'importance de l'alimentation dans la santé et la prévention contre les maladies voire la modification de la durée ou de l'issue d'une affection chronique ou aiguë.
Un grand nombre de personnes cherche désormais le régime alimentaire le mieux adapté à leurs besoins. Cette prise de conscience qui a poussé les scientifiques à intensifier la recherche dans ces domaines s'est traduite par la mise sur le marché de compléments alimentaires de qualité.

SIGNE DES TEMPS

Les pharmacies et les magasins de produits diététiques proposent de très larges gammes de suppléments synthétiques. Le choix et les bénéfices potentiels sont énormes. Toutefois, on est parfois désorienté devant la diversité des produits offerts et cela se corse lorsqu'il faut choisir entre les multiples présentations proposées. Vaut-il mieux choisir des comprimés, des gélules ou que sais-je encore ? De nos jours, nous avons le choix, pour les vitamines et les sels minéraux, entre toutes sortes de produits, proposés seuls ou associés. En outre, étant donné le regain d'intérêt pour la phytothérapie, nous sommes confrontés à une gamme énorme de produits à base de plantes, reposant sur les thérapies traditionnelles.

Dans le domaine de la nutrition, nous avons également l'embarras du choix en ce qui concerne les « phytonutriments » (*phyto* signifie plante). De récentes études nutritionnelles sur des plantes ont mis en évidence leurs propriétés antioxydantes, bénéfiques : la formation de radicaux libres dans l'organisme se trouve inhibée, ce qui améliore son état général et sa santé.

QUE FAUT-IL CHOISIR ?

Certes, il est parfois difficile de savoir par où commencer lorsque l'on choisit un programme individuel destiné à améliorer son équilibre nutritionnel et sa vitalité.
Ce guide se propose de couper court à votre embarras en vous guidant pour choisir au mieux

INTRODUCTION DE L'AUTEUR

les compléments alimentaires qui conviennent à votre âge, votre état général et votre mode de vie.

QUAND FAUT-IL PRENDRE DES COMPLÉMENTS ?

Un régime équilibré et une activité physique régulière constituent la base d'une bonne santé, mais on reconnaît désormais que, dans certains cas et à certaines périodes de la vie, l'organisme est confronté à des besoins particuliers ou au stress pouvant justifier une supplémentation. Citons ainsi une vie active, des repas pris à la va-vite, la consommation accrue de plats tout préparés, la convalescence après une maladie, la grossesse, une alimentation végétarienne ou, simplement, le vieillissement.

De surcroît, certains nutriments sont souvent absents de notre alimentation (comme les vitamines B9 et D). On comprend alors aisément l'intérêt des compléments alimentaires.

COMMENT OPTIMISER SA SANTÉ ET SA VITALITÉ ?

Concernant les nutriments nécessaires à notre santé, certaines personnes sont convaincues que les chiffres habituellement cités sont insuffisants et qu'il faudrait, en fait, consommer des quantités accrues pour un effet optimal. Un certain nombre d'études scientifiques confirme cette hypothèse. Dans d'autres cas, il faudrait en attendre la confirmation. *Vitamines et minéraux* vous permettra de décider s'il faut enrichir votre alimentation avec des compléments alimentaires pour parvenir au niveau des Apports journaliers recommandés (AJR), voire atteindre l'apport optimal conseillé, et nous indiquons toujours la limite supérieure à ne pas dépasser.

Si vous comptez acheter des suppléments alors que vous suivez un régime ou si vous avez quelques problèmes de santé, vous devez consulter, au préalable, votre médecin pour lui demander son avis car certains compléments alimentaires peuvent s'opposer à l'action ou à l'efficacité d'un médicament. Si vous suivez – ou allez suivre – un traitement, informez votre médecin de tout ce que vous prenez par ailleurs. Au moindre doute, demandez toujours conseil à votre médecin avant de prendre quoi que ce soit.

Nous indiquons également le moment le plus propice pour prendre ces compléments, sans oublier de citer tout ce qui pourrait accroître ou diminuer l'absorption ou l'efficacité des vitamines, sels minéraux ou plantes.

Enfin, des mises en garde indiquent les précautions à connaître.

Que vous cherchiez à démystifier le pouvoir des compléments alimentaires, à connaître les quantités qui vous conviennent le mieux ou à découvrir ce qui améliorera votre santé et votre état général, ce guide clair et exhaustif apportera toutes les réponses à vos questions.

INTRODUCTION

LES VITAMINES ET LES SELS MINÉRAUX

Les vitamines et les sels minéraux sont des substances essentielles à notre santé. Leur absence empêche le bon fonctionnement de notre organisme.

Pour éviter d'être malade, toutes les vitamines doivent être présentes dans notre alimentation. Au IVe siècle av. J.-C. déjà, des médecins comme Hippocrate avaient remarqué que des aliments prévenaient l'apparition de certaines maladies. Ainsi, une carence en vitamine C peut donner le scorbut. Seules les vitamines D et K ne proviennent pas uniquement de notre alimentation car notre organisme les synthétise en partie.

LA DÉCOUVERTE DES VITAMINES

Il a fallu attendre le XXe siècle pour que les scientifiques parviennent à isoler les vitamines et à identifier leurs structures. Nous connaissons désormais environ 13 substances organiques, présentes dans les aliments et les boissons. Dès leur découverte, chaque vitamine a reçu une lettre – A ou C par exemple – puis, une fois connue sa composition chimique, un nom spécifique – tel que rétinol pour la vitamine A et acide ascorbique pour la vitamine C. Cependant, la règle comporte quelques exceptions.

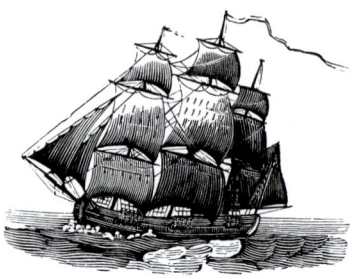

SCORBUT
Au XVIIIe siècle, les marins qui restaient en mer pendant des mois, sans légumes ou fruits frais, souffraient de scorbut.

Ainsi, quand on parle de vitamine B, il s'agit en fait de tout un groupe – les vitamines du groupe B.

Les vitamines se classent dans deux catégories distinctes selon qu'elles sont hydrosolubles ou liposolubles. Dans le premier cas, l'apport doit être régulier car ces vitamines sont solubles dans l'eau et, par conséquent, rapidement éliminées par les urines. La vitamine C et toutes les vitamines B sont des vitamines hydrosolubles. Les autres – vitamine A, D, E et K – sont solubles dans les matières grasses. Ces vitamines liposolubles peuvent rester stockées dans les graisses du corps pendant des mois, voire des années.

LES VITAMINES ET LES MINÉRAUX

En achetant des vitamines dans une pharmacie ou un magasin de diététique, vous constaterez peut-être que seul le nom chimique figure sur l'étiquette. C'est pourquoi nous avons indiqué ces noms scientifiques en tête de chaque vitamine traitée, dans la première partie *(voir pp. 26 à 51)*.

LES SELS MINÉRAUX

Ce sont des substances non organiques qui proviennent d'éléments non vivants – des roches ou des minerais – et jouent un rôle dans la chaîne alimentaire de part leur présence dans le sol où poussent les plantes. En effet, nous mangeons soit des plantes soit des animaux ayant eux-mêmes consommé ces plantes et absorbons, dans tous les cas, les sels minéraux présents.

Les minéraux sont, comme les vitamines, nécessaires en faible quantité. On connaît 22 sels minéraux essentiels à notre santé : le calcium pour les os et les dents, le fer pour la concentration intellectuelle et la vitalité, etc.

Les minéraux se répartissent en deux groupes :
• les macro-éléments (calcium, magnésium, potassium, chlore, sodium, soufre et phosphore);
• les oligo-éléments (cuivre, chrome, fluor, sélénium, zinc, etc.) dont l'organisme a besoin en quantité moindre.

Ici encore, une alimentation carencée peut provoquer une maladie. Mais un excès de sels minéraux peut s'avérer dangereux. Il faut donc veiller à ne pas les consommer de manière excessive par l'alimentation ou la supplémentation.

LES COMPLÉMENTS

Une alimentation saine et équilibrée devrait apporter suffisamment de vitamines et de sels minéraux à la plupart d'entre nous mais, pour quelques groupes de personnes, un complément destiné à pallier des insuffisances s'avère parfois nécessaire. Ainsi :
• toute personne très active, qui saute régulièrement un repas pour manger sur le pouce peut être carencée en vitamines et en sels minéraux ;
• les végétariens et ceux qui suivent un régime particulier manquent parfois de fer et de vitamine B12 ;
• les femmes enceintes ont un besoin accru en certaines vitamines et minéraux ;
• avec l'âge, notre capacité d'absorber des nutriments décroît et, de plus, les personnes âgées ont parfois du mal à s'alimenter de manière suffisante et équilibrée ;
• les sportifs, les alcooliques chroniques et les fumeurs ont des besoins supérieurs aux autres personnes de même sexe et âge. Une légère supplémentation peut alors s'avérer bénéfique. Les vitamines et les sels minéraux possèdent en outre des vertus curatives, aident à récupérer plus rapidement d'une maladie et, dans le cas des produits aux propriétés antioxydantes, ils joueraient un rôle dans la prévention contre des maladies telles que le cancer ou les pathologies cardio-vasculaires.

INTRODUCTION

LES AUTRES COMPLÉMENTS

Les pharmacies et les boutiques de diététique proposent, outre les vitamines et les sels minéraux, d'autres types de suppléments, répartis en deux groupes : les préparations à base de plantes et les compléments alimentaires.

LES PRÉPARATIONS À BASE DE PLANTES

Depuis des milliers d'années, nous utilisons les plantes pour prévenir et soigner des maladies. Chaque partie d'une plante (feuille, racine, écorce, tige, fleur, fruit ou graine) peut renfermer des principes actifs. On utilisera donc telle ou telle autre partie de la plante en fonction du remède souhaité. Ainsi, dans le cas du millepertuis *(voir p. 111)*, le principe actif, l'hypericine, se trouve dans les minuscules sacs rouges situés sur le dessous des feuilles. De même, le principe actif du chardon-Marie *(voir p. 107)*, le silymarine, est extrait des graines de cette plante.

Depuis des siècles, les herboristes connaissent les propriétés de leurs préparations sur le corps humain et ils ont longtemps prescrit divers remèdes (thé, infusion, teinture, décoction, etc.) afin de soigner les maladies. De nos jours, les progrès de la science moderne ont permis d'isoler des extraits standards de ces plantes autorisant ainsi la production de médicaments sous forme de comprimés, de gélules ou de capsules.

MISE EN GARDE

On pense souvent, à tort, que comme les plantes sont naturelles, elles sont dépourvues de danger et peuvent être utilisées par n'importe qui dans n'importe quel cas. En réalité, elles ont parfois une action très puissante sur notre organisme

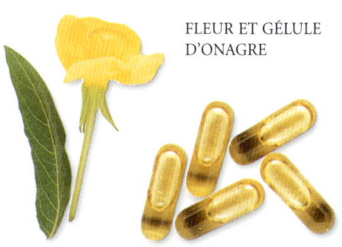

FLEUR ET GÉLULE D'ONAGRE

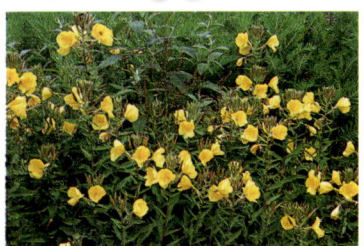

HUILE D'ONAGRE
Il faut compter 5 000 graines d'onagre pour obtenir une gélule de 500 mg. L'huile d'onagre est actuellement l'un des compléments alimentaires les plus étudiés au monde.

LES AUTRES COMPLÉMENTS

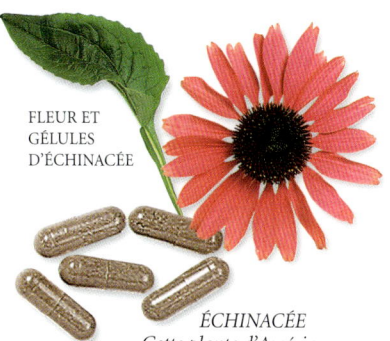

FLEUR ET GÉLULES D'ÉCHINACÉE

*ÉCHINACÉE
Cette plante d'Amérique du Nord, surnommée tournesol violet, était utilisée par les Indiens contre les piqûres de serpent et les rhumes. Elle soigne toujours les refroidissements grâce à ses propriétés antivirales et antibactériennes.*

et certaines provoquent des effets secondaires. N'ayez jamais recours à la phytothérapie sans demander à votre médecin traitant d'établir un diagnostic préliminaire de votre état général. Vous pourrez alors, dans un second temps, utiliser des préparations à base de plantes en demandant conseil à un phytothérapeute ou à un pharmacien compétent.

LES BIENFAITS DES NOUVEAUX COMPLÉMENTS ALIMENTAIRES

Il s'agit d'une catégorie, de plus en plus importante, qui regroupe tout ce qui n'est ni une vitamine, ni un sel minéral, ni une plante : par exemple l'huile d'onagre *(voir p. 98)*, les acides aminés, les flavonoïdes antioxydants *(voir p. 89)* et les nutriments végétaux tels que le bêta-carotène *(voir p. 91)*. Ces suppléments sont indiqués pour prévenir et parfois pour soulager les symptômes de certaines maladies.

LES NOUVEAUX COMPLÉMENTS BÉNÉFIQUES

La plupart de ces suppléments sont relativement récents bien que, parfois, les scientifiques connaissent déjà depuis un certain temps leurs vertus thérapeutiques. Concernant les ferments lactiques, par exemple, des études cliniques indiquent qu'ils présenteraient un intérêt réel pour notre santé.

D'autres n'en sont pour l'heure qu'aux études préliminaires et leurs effets (contre les trous de mémoire chez les personnes âgées ou la cataracte, par exemple) doivent encore faire l'objet de recherches pour confirmer leurs actions sur l'organisme.

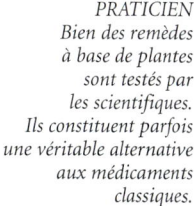

*PRATICIEN
Bien des remèdes à base de plantes sont testés par les scientifiques. Ils constituent parfois une véritable alternative aux médicaments classiques.*

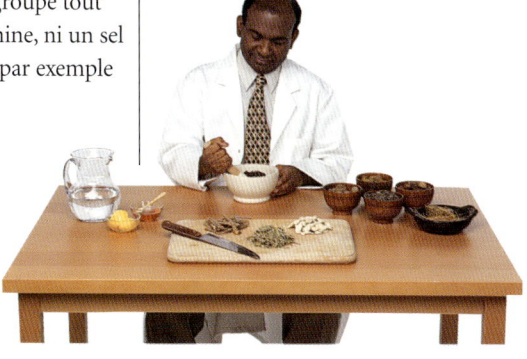

11

# Les différentes Préparations

Les compléments alimentaires, fort nombreux, sont proposés sur le marché sous des formes diverses : comprimés de toutes sortes, gélules, capsules, liquide, poudre, teinture, infusion voire gel.

Si vous vous sentez perdu devant la diversité des produits proposés, prenez toujours la forme qui vous convient le mieux, à vous et à votre famille.

COMPRIMÉS ET GÉLULES

Selon le type de présentation, la vitamine, le sel minéral ou le principe actif d'une plante se trouve enrobé dans ce qu'on appelle un « excipient », que l'on peut classer en quatre catégories principales :

LES CHARGES
Ces produits (comme des huiles végétales) servent à augmenter le volume du comprimé ou de la gélule lorsque, par exemple, un complément vitaminique ne renferme qu'une infime quantité de vitamine afin d'en faciliter la manipulation.

COMPRIMÉS…
Ces formes, faciles à employer, assurent l'absorption d'une quantité précise de principe actif.

Ils assurent également une meilleure efficacité de ces suppléments.

LES AGGLUTINANTS
Ils « cimentent » les différents composants, ce qui empêche le comprimé de s'effriter.

LES DÉSAGRÉGANTS
Ils favorisent la dissolution du cachet dans le système digestif, ce qui assure une efficacité optimale du (ou des) principe(s) actif(s).

LES LUBRIFIANTS
Ces « agents » ou « régulateurs de glissement » – comme l'huile de palme – aident à retirer ce qui reste de produit sur la machine après la formation des cachets.

En outre, les compléments contiennent parfois des exhausteurs de goût, des adoucissants, des colorants et des conservateurs. Certains fabricants veillent, de plus, à n'employer que des excipients antiallergiques, éliminant ainsi le froment, le soja, le gluten, les céréales, les produits laitiers, le sucre ajouté, les conservateurs, les colorants, les levures ou

LES DIFFÉRENTES PRÉPARATIONS

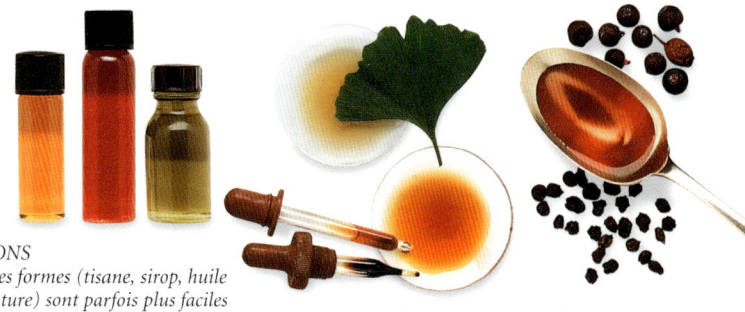

FLACONS
D'autres formes (tisane, sirop, huile ou teinture) sont parfois plus faciles à avaler.

encore l'amidon. D'autres garantissent des gélules en cellulose végétale et non en gélatine, d'origine animale.

LES COMPLÉMENTS À LIBÉRATION PROLONGÉE

Grâce au progrès, on sait désormais fabriquer des produits à libération prolongée. Le principe actif, associé à un liant, n'est plus libéré d'un coup dans l'organisme mais de manière progressive.

Une telle forme s'avère particulièrement bénéfique pour les vitamines hydrosolubles, que le corps ne sait pas stocker. Pendant la digestion, le comprimé, la gélule ou la capsule sont peu à peu « érodés », libérant les nutriments (une vitamine, par exemple) sur une période de six heures ou plus.

LES POUDRES ET LES HUILES

Recommandées aux personnes ayant des difficultés pour avaler, elles sont faciles à mélanger avec de l'eau, un jus de fruits, voire des aliments. Par exemple, la poudre, pâteuse, à base de graines de lin moulues ou les huiles de foie de morue et d'onagre,

disponibles en flacons, s'avalent facilement à l'aide d'une cuillère.

LES SELS MINÉRAUX CHÉLATÉS

Les sels minéraux en compléments sont liés, ou chélatés, à une autre substance, organique (comme les citrates, acides aminés ou ascorbates) ou non organique (comme les sulfates, les carbonates ou les phosphates). Cette association permet au sel minéral de traverser l'estomac sans risque d'irritation et l'empêche, en outre, de se lier à un élément présent dans le bol digestif, ce qui risquerait d'atténuer son absorption.

D'après des recherches en cours, d'autres produits ajoutés pourraient affecter l'assimilation d'un sel minéral et ce dernier serait mieux absorbé s'il est lié à un acide aminé.

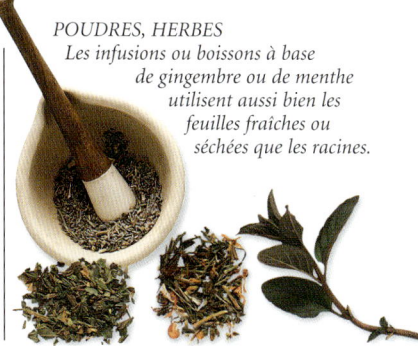

POUDRES, HERBES
Les infusions ou boissons à base de gingembre ou de menthe utilisent aussi bien les feuilles fraîches ou séchées que les racines.

13

INTRODUCTION

OPTIMISATION ET INHIBITION

De nombreux facteurs peuvent affecter l'absorption des vitamines et des sels minéraux. Certains potentialisent leurs effets, d'autres s'y opposent.

Lorsqu'on a ingéré une vitamine ou un sel minéral par un aliment, une boisson ou un complément nutritionnel, il faut ensuite que ce produit soit absorbé par le système digestif pour passer dans la circulation sanguine, d'où il pourra être utilisé par l'organisme.

POTENTIALISATION

Tout d'abord, les vitamines et les sels minéraux peuvent avoir un effet positif les uns envers les autres. Prendre, par exemple, de la vitamine C en même temps qu'un légume apportant du fer va augmenter l'absorption de ce sel minéral. Il en va de même pour la vitamine D et le calcium pris au cours d'un même repas. Chaque vitamine du groupe B sera mieux assimilée si elle est associée aux autres vitamines B. De la même manière, les vitamines A, C et E favoriseraient l'assimilation du sélénium par le système digestif.

OPTIMISATION

Dans le cas de la vitamine A et du bêta-carotène, l'organisme assimile mieux ces deux substances si elles

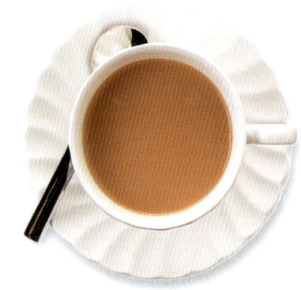

THÉ
Le thé contient des antioxydants bénéfiques, mais il faut le boire entre les repas car les tanins s'opposent à l'absorption du fer.

sont avalées avec un peu de matière grasse. Et l'absorption du zinc est meilleure si des protéines sont présentes au cours du même repas.

INHIBITION

Dans d'autres situations, un excès de sel minéral peut s'opposer à l'absorption d'un autre minéral (le magnésium dans le cas présent). En outre, d'autres facteurs diététiques peuvent s'opposer à l'absorption d'un produit : on sait que les phytates – un type de fibres présent dans les céréales complètes – peuvent se fixer à un sel minéral comme le zinc et être éliminées par les selles sans avoir

OPTIMISATION ET INHIBITION

été absorbées. Les tanins du thé se lient au fer qui ne peut, lui non plus, être assimilé. De même, les oxalates présents dans la rhubarbe et les épinards peuvent se fixer au calcium que l'organisme ne peut alors plus utiliser. Un excès de soda au cola, qui contient des additifs riches en phosphore, peut s'opposer au calcium. Et boire trop de café est néfaste pour la vitamine B1.

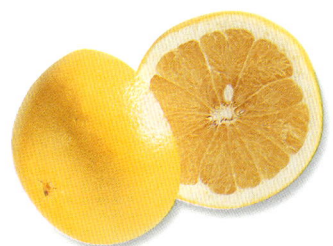

PAMPLEMOUSSE
Les agrumes fournissent le corps en vitamine C qui aide à l'absoption du fer pour les aliments tels que les céréales.

MÉDICAMENTS

Parfois, l'absorption de vitamines et des minéraux sera perturbée par la prise de médicaments : par exemple avec les vitamines D, E et K, en cas de traitement prolongé à base de colestyramine. Les antiacides prescrits contre l'indigestion et les douleurs à l'estomac ont un effet similaire sur la vitamine A. Les antidépresseurs à base d'imipramine ou d'amitriptyline peuvent diminuer l'absorption de la vitamine B2 tandis que la riboflavine, les antibiotiques et la lévodopa, contre la maladie de Parkinson, réduiraient les effets nutritionnels de la vitamine B3.

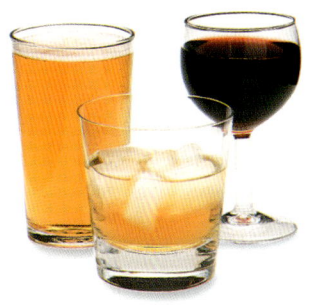

ALCOOL
Une consommation excessive d'alcool réduirait l'absorption des nutriments et épuiserait les ressources de l'organisme.

ALIMENTATION ÉQUILIBRÉE

Le secret d'une bonne alimentation tient au bon équilibre et au fait de ne pas consommer en quantité excessive un nutriment particulier. La liste ci-dessous vous indique les nutriments qui, pris avec d'autres (a), s'avèrent plus efficaces, ainsi que les nutriments (b) qui tendent à inhiber l'effet de ce même nutriment entraînant un risque de carence.

❏ **VITAMINE A**
(a) Vitamines C et E
(b) Alcool, fer, cuivre et manganèse

❏ **VITAMINE D**
(a) Huile
(b) Fer, manganèse et cuivre

❏ **VITAMINE E**
(a) Vitamine C et sélénium
(b) Fer, manganèse et cuivre

❏ **CALCIUM**
(a) Vitamine D, lactose et cuivre
(b) Phytate, oxalate et phosphore

❏ **PHOSPHORE**
(a) Calcium et cuivre
(b) Fer et aluminium

❏ **FER**
(a) Vitamines C et B9, et cuivre
(b) Tanin, cuivre, oxalate, phosphore

❏ **ZINC**
(a) Protéines
(b) Fer, cuivre, calcium et phytate.

INTRODUCTION

LES COMPLÉMENTS NUTRITIONNELS

L'alimentation peut fournir les nutriments nécessaires, mais il faut parfois améliorer l'apport de tel ou tel autre nutriment – surtout en cas de maladie ou de besoin spécifique.

VIE ACTIVE STRESSÉE

De nos jours, les repas sont souvent déséquilibrés. La vie active s'accompagne de besoins accrus en vitamines et en sels minéraux pour pallier les situations de stress.

ÉTAPES DE LA VIE

Les besoins nutritionnels évoluent tout au long de la vie. À certaines périodes, comme lors d'une grossesse et de l'allaitement du nourrisson, le corps a besoin de vitamines, de sels minéraux et de nutriments supplémentaires en quantité parfois nettement supérieure.

La supplémentation est parfois la solution la plus simple et efficace ou, tout simplement, le moyen le plus sûr pour recevoir la totalité des nutriments nécessaires.

TABAC

Le tabac entraîne un besoin accru de vitamines, en particulier de vitamine C.

En outre, les fumeurs ont tendance à consommer moins d'aliments riches en vitamine C. Il est alors indispensable de recourir à une supplémentation avant d'envisager, si possible, d'arrêter de fumer. Par ailleurs, les antioxydants comme le sélénium et la vitamine E protégeraient l'organisme contre le cancer du poumon, ce risque potentiel induit par le tabagisme actif ou passif.

De même, les personnes qui pratiquent un sport de manière intensive ont intérêt à prendre des antioxydants pour aider l'organisme à lutter contre la synthèse accrue de radicaux libres et pour conserver des vaisseaux, des os et des articulations en bon état.

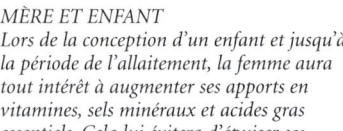

MÈRE ET ENFANT
Lors de la conception d'un enfant et jusqu'à la période de l'allaitement, la femme aura tout intérêt à augmenter ses apports en vitamines, sels minéraux et acides gras essentiels. Cela lui évitera d'épuiser ses ressources en énergie.

LES COMPLÉMENTS NUTRITIONNELS

RÉGIMES PARTICULIERS

Il existe toutes sortes de régimes alimentaires qui risquent d'entraîner des carences en vitamines et en minéraux. Par exemple, les végétariens et les végétaliens consomment peu de produits d'origine animale. Il leur est parfois difficile de recevoir les vitamines et les sels minéraux nécessaires à leur organisme (et en quantité suffisante). Dans ce cas, la supplémentation serait la solution pour demeurer en bonne santé sans modifier ses habitudes alimentaires. De même, les personnes qui suivent un régime amaigrissant, pauvre en matières grasses, tireraient profit d'un complexe minéro-vitaminique pour recevoir tout ce dont leur corps a besoin.

POLITIQUE DE PRÉVENTION

Même les personnes qui mènent une vie saine et faisant attention à ce qu'elles mangent ont intérêt à vérifier que leurs besoins en vitamines et en sels minéraux sont couverts.

ALIMENTATION PRÉVENTIVE

Il est devenu courant de penser à sa santé en terme de prévention, plutôt que d'attendre qu'un problème médical survienne pour réagir.

Il semblerait qu'une modification significative de notre manière de boire et de manger, parfois complétée par des apports en certains nutriments, en quantités supérieures à la normale, pourrait réduire le risque de survenue de maladies à un âge avancé.

Les nutriments riches en antioxydants, comme les vitamines C et E, le sélénium et les flavonoïdes, semblent particulièrement indiqués.

SOIGNER LES MALADIES

Avec le regain d'intérêt manifesté depuis plusieurs années pour les remèdes à base de plantes, de nombreuses personnes semblent désormais acquises à la cause des plantes dont les vertus seraient la solution à bien des problèmes de santé – et éviteraient d'avoir uniquement recours à la prescription de médicaments classiques. Il reste néanmoins essentiel, dans ce cas, de consulter un médecin qui fera un bilan de santé avant d'envisager de recourir à l'automédication.

Il ne faut pas oublier que les plantes s'opposent parfois à l'effet de médicaments.

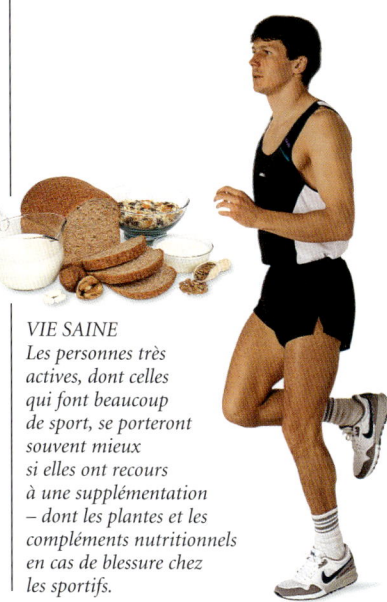

VIE SAINE
Les personnes très actives, dont celles qui font beaucoup de sport, se porteront souvent mieux si elles ont recours à une supplémentation – dont les plantes et les compléments nutritionnels en cas de blessure chez les sportifs.

INTRODUCTION

CHOIX ET UTILISATION DES COMPLÉMENTS

Choisir le meilleur complément et déterminer son dosage peut se révéler parfois difficile. Voici quelques notions pour vous aider à faire votre choix.

Le domaine des compléments est désormais bien réglementé. Chaque type de supplémentation comporte des mentions officielles permettant de savoir si le complément envisagé convient, et indiquant le seuil à ne pas dépasser pour rester dans des limites dépourvues d'effets secondaires *(voir également pp. 14-15)*.
Ces indications permettent en outre de vérifier que le complément ne s'oppose pas à l'absorption d'autres vitamines et de sels minéraux.

AJR

Une directive communautaire sur les apports journaliers recommandés, ou AJR, doit figurer sur l'étiquette des compléments.
Ces AJR correspondent à la quantité de vitamine ou de sel minéral nécessaire à un adulte pour rester en bonne santé. La quantité de vitamine ou de sel minéral apporté par un complément est souvent exprimée en pourcentage d'AJR. Par exemple, un produit comprenant 60 mg de vitamine C fournirait 100 % des AJR pour ce nutriment.

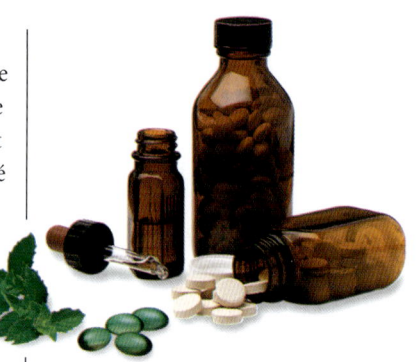

ÉTIQUETTE DES COMPLÉMENTS
Les compléments indiquent le dosage approprié pour préserver la santé dans la majorité des cas.

APPORT RECOMMANDÉ EN NUTRIMENTS

Outre les AJR instaurés par l'Union européenne, certains pays ont établi leurs propres recommandations en matière de nutriments, qui tient compte de l'âge et du sexe. Elle varie légèrement d'un pays à un autre. Les pays anglo-saxons ont ainsi l'habitude de mentionner les apports recommandés en nutriments. Ceux-ci reposent sur les quantités de vitamines ou de sels minéraux nécessaires pour maintenir la plupart des personnes en bonne santé. Ils sont très proches des AJR.

CHOIX ET UTILISATION DES COMPLÉMENTS

NIVEAUX OPTIMUMS

D'après certains scientifiques, un équilibre optimal en terme de santé ne peut être obtenu avec le dosage uniquement destiné à maintenir le corps en bonne santé et à prévenir les maladies. À leurs yeux, l'apport doit être supérieur pour assurer une meilleure santé. D'après les nutritionnistes, cela améliorerait les facultés mentales, la capacité de se concentrer, le QI, les performances physiques tout comme la qualité du sommeil ainsi que la faculté du corps à résister aux infections et aux maladies, et garantirait une espérance de vie meilleure.

LIMITE SUPÉRIEURE

Certains pays ont établi un seuil à ne pas dépasser en cas de supplémentation. Celui-ci est supérieur aux AJR. L'apport optimal conseillé par les nutritionnistes n'excède généralement jamais ce seuil.

SURDOSAGE ET TOXICITÉ

Il n'est jamais raisonnable de prendre des quantités supérieures aux doses conseillées. Si un léger apport en vitamine ou en sel minéral peut, souvent, s'avérer bénéfique, tout excès va nuire à la santé de manière plus ou moins sérieuse. Ainsi, trop de vitamine A, ou de sels minéraux comme le sélénium ou le zinc, peut s'avérer toxique pour l'organisme et avoir des effets secondaires. Il en va de même pour les remèdes à base de plantes (voir les mises en garde spécifiées pour chaque nutriment).

Lorsque l'on associe plusieurs compléments, il ne faut pas oublier d'additionner la totalité des apports fournis. On peut ainsi, sans le vouloir, prendre trop de vitamine D si l'on associe, par exemple, de l'huile de foie de morue, un complément à base de calcium et de vitamine D destiné à améliorer la solidité des os ainsi qu'un complexe minéro-vitaminique. En cas de doute, n'hésitez pas à demander conseil à votre pharmacien ou votre naturopathe qui vérifiera que votre dosage reste dans des limites dépourvues de risque.

BILAN MÉDICAL

Si vous avez un problème de santé particulier ou si vous prenez des médicaments, demandez à votre médecin si la supplémentation n'est pas contre-indiquée. Par ailleurs, il faut toujours informer votre médecin des compléments que vous prenez car ils peuvent parfois s'opposer à l'effet des médicaments.

QUALITÉ DES PRODUITS

Choisissez toujours des compléments proposés par des fabricants ayant bonne réputation, qui veillent au contrôle de la qualité de ce qu'ils vendent. En effet, ils procèdent à des essais cliniques destinés à prouver l'efficacité des produits. Parmi les compléments à base de plante, la mention « extrait standard » doit toujours figurer sur l'étiquette. Cela signifie que le fabricant garantit l'efficacité du produit.

VITAMINES ET SELS MINÉRAUX

On a parfois du mal à savoir si notre alimentation est parfaitement équilibrée. Ce questionnaire et les informations des pages 22-23 vous aideront à vous y retrouver.

	ANALYSE DE L'ALIMENTATION		QUE FAIRE ?
1	**A)** Mangez-vous chaque jour moins d'une portion de poisson gras, de légumes à feuilles vertes ou de foie ? **B)** Prenez-vous chaque jour moins d'une portion de produits laitiers ?	Si la réponse à une de ces question est « oui », vous êtes peut-être carencé en vitamine A. Si la réponse est toujours « oui », le risque de carence est accru.	Mangez plus de produits laitiers, de foie. Variez les sources en bêta-carotène (épinards, carottes, tomates, etc.) qui seront transformées, selon les besoins, en vitamine A.
2	**A)** Mangez-vous chaque jour moins d'une portion de féculents (pain, riz, céréales, légumes secs) ? **B)** Mangez-vous chaque jour moins de deux portions de viande, œuf ou foie ? **C)** Mangez-vous souvent sur le pouce ou au restaurant ?	Si la réponse à une de ces question est « oui », vous êtes peut-être carencé en vitamines B. Si la réponse est « oui » à deux ou trois questions, le risque de carence est accru.	Mangez plus de céréales complètes et enrichies pour le petit-déjeuner, de levure, d'abats, de légumes secs et de produits laitiers.
3	**A)** Mangez-vous chaque jour moins de deux ou trois portions de fruits ? **B)** Fumez-vous ? **C)** Mangez-vous chaque jour moins de deux ou trois portions de légumes crus ou à peine cuits ? **D)** Mangez-vous souvent sur le pouce ou au restaurant ?	Si la réponse à une de ces question est « oui », vous êtes peut-être carencé en vitamine C. Ce risque est plus important si la réponse est « oui » à deux ou trois questions.	Mangez plus de fruits (surtout des agrumes), des tomates et des légumes et buvez des jus de fruits pressés. Évitez les aliments trop cuits ou préparés longtemps à l'avance (car la vitamine C aura disparu).

QUESTIONNAIRE

	ANALYSE DE L'ALIMENTATION	QUE FAIRE ?
4	**A)** Mangez-vous chaque jour moins d'une portion de poisson gras, de céréales ou d'œufs ? **B)** Évitez-vous les matières grasses comme le beurre ? **C)** Sortez-vous rarement dehors et votre corps est-il peu exposé aux rayons du soleil ?	Si la réponse à une de ces question est « oui », vous êtes peut-être carencé en vitamine D. Si c'est toujours « oui » à deux ou trois questions, le risque de carence est accru.	L'idéal serait d'exposer votre peau aux rayons du soleil – en prenant, néanmoins, les précautions qui s'imposent. Si cela n'est pas possible, votre alimentation doit comporter des œufs, du poisson gras et du beurre.
5	**A)** Mangez-vous chaque jour moins d'une portion de viande rouge, de fruits secs, d'œufs, de lentilles, de noix ou de foie ? **B)** Mangez-vous chaque jour moins de deux tranches de pain ? **C)** Mangez-vous chaque jour moins de trois portions de fruits et de légumes ?	Si la réponse à une de ces question est « oui », vous êtes peut-être carencé en fer. Si la réponse est « oui » à deux ou trois questions, le risque de carence est accru.	Mangez plus de fruits secs, d'œufs, de noix, de lentilles ainsi que des petites portions de viande rouge et de foie. L'absorption du fer étant meilleure en présence de vitamine C, il faut aussi consommer beaucoup de fruits et de légumes.
6	**A)** Prenez-vous chaque jour moins de deux portions de produits laitiers ou de poisson gras ? **B)** Mangez-vous peu de pain ou de légumes à feuilles vertes ? **C)** Avez-vous répondu « oui » à plus d'une des questions du point 5 ?	Si la réponse à une de ces question est « oui », vous êtes peut-être carencé en calcium. Si la réponse est « oui » dans plus d'un cas, le risque de carence est accru.	Prenez plus de produits laitiers pauvres en matières grasses, d'œufs, de légumes à feuilles et de sardines en boîte. Ceux qui ne mangent pas de produits laitiers devraient manger des noix de toutes sortes, des céréales, des légumes et des fruits secs.
7	**A)** Mangez-vous rarement de la viande, du foie, du pain au levain, des coquillages ou des œufs ? **B)** Mangez-vous beaucoup de fibres (surtout dans le son de blé), du maïs ou du soja germé ?	Si la réponse est toujours « oui », vous êtes peut-être carencé en zinc.	Mangez plus de viande, de foie, d'huîtres, de crabe, de coquillages et d'œufs. Évitez l'association de produits riches en fer, qui s'oppose à l'absorption du zinc.

CHAPITRE 1 : INTRODUCTION

UN PROGRAMME SUR MESURE

Nous avons chacun des besoins différents, qui dépendent de nombreux facteurs : mode de vie, habitudes alimentaires, alcool, existence d'un problème de santé et exposition au soleil.

Même si vous menez une vie équilibrée et faites attention à votre alimentation, vous avez peut-être intérêt à inclure un supplément minéro-vitaminique destiné à vous apporter 100 % des AJR.

GUIDE ALIMENTAIRE

Aucun aliment ne constitue, en soi, la panacée. Ce qu'il faut, c'est manger un peu de tout. Cela semble un peu compliqué au départ mais c'est plus simple qu'il n'y paraît. Nous vous indiquons les proportions à respecter, par jour, pour chaque groupe d'aliments. Cette liste de groupes d'aliments, valable dès l'âge de cinq ans, propose un certain nombre de portions (et quelques équivalences), en fonction de la taille, du sexe et du mode de vie de chacun.

◆ **CÉRÉALES**
Pain, céréales, pâtes et riz : 6 à 11 portions (1 portion = 1 tranche de pain de mie, 100 g de pommes de terre bouillies).

◆ **LÉGUMES**
Légumes divers – entiers, en soupe, etc. – : 3 à 5 portions (1 portion = 2 cuillères à soupe de légumes, 1 petite portion de crudités).

◆ **FRUITS**
Fruits divers – entiers, en jus, etc. – : 2 à 4 portions (1 fruit frais, 30 ml de fruits en boîte, 100 ml de jus de fruits).

◆ **PRODUITS LAITIERS**
Lait, produits laitiers, produits au soja enrichis en calcium : 2 à 3 portions par jour (200 ml de lait, 100 g de yaourt, 40 g de fromage).

◆ **VIANDES**
Viande, volaille, poissons, haricots secs, tofu, œufs, noix et graines : 2 portions (55 à 85 g de viande maigre ou de poisson gras, 115 à 140 g de poisson blanc, 2 œufs, 300 g de légumes secs cuits).

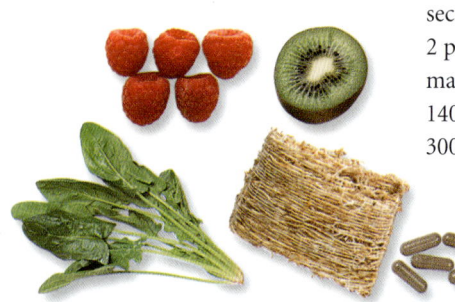

VITAMINES
Les vitamines sont essentielles à notre santé.

UN PROGRAMME SUR MESURE

Notez tout ce que vous mangez et buvez au cours d'une semaine, puis observez si votre corps a reçu le nombre de portions souhaitables pour chaque groupe d'aliments. Vérifiez sur la liste ci-dessous que tous les nutriments étaient présents.

CÉRÉALES :
Vitamines B et E, zinc, sélénium, calcium, fer, chrome, manganèse, cuivre et fibres.

LÉGUMES :
Vitamines C, A, B, E et K, bêta-carotène, potassium, calcium, magnésium, fer, cuivre, flavonoïdes, carotène et fibres.

FRUITS :
Vitamine C, potassium, bêta-carotène et autre source de carotène, et flavonoïdes.

PRODUITS LAITIERS :
Vitamines A, B et D, calcium, phosphore et magnésium.

VIANDES :
Vitamines D et B, fer, zinc, sélénium et cuivre.

MISE EN GARDE

Si vous avez un doute sur le complément nutritionnel le mieux adapté à votre cas, demandez conseil à un diététicien, un nutritionniste, un naturopathe, un pharmacien ou un médecin spécialisé. En cas de traitement médical ou de problème de santé, il faut auparavant en parler avec votre médecin traitant.

AUTRES COMPLÉMENTS
Il ne faut pas oublier les extraits de plante ou « phytonutriments ».

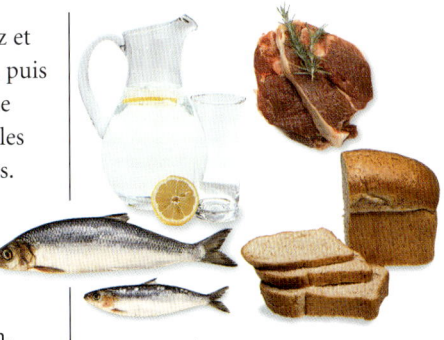

SELS MINÉRAUX
Notre organisme a besoin d'apports minimes.

PRÉFÉRENCES PERSONNELLES

Une fois le complément choisi, il ne vous reste plus qu'à trouver le moment opportun pour le prendre à des heures régulières et en tirer un maximum de bénéfices. Posez-vous les questions suivantes :

• **Faites-vous une même chose à heure fixe ?**
Fondez-vous sur cette habitude pour prendre votre complément.

• **La supplémentation vous donne-t-elle mal au cœur ?**
Prenez-la avant le repas.

• **Avez-vous du mal à avaler un comprimé ?**
Choisissez une présentation sous forme de poudre, de comprimé à sucer ou à croquer, de pastille, etc. Vous pouvez également opter pour des comprimés plus petits.

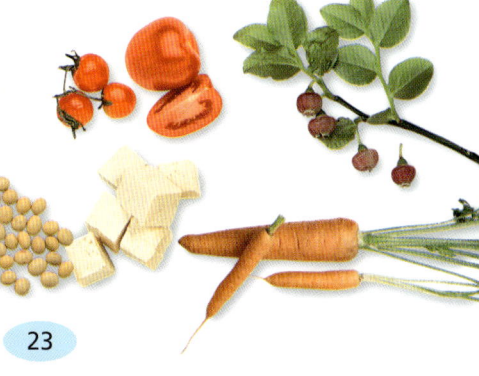

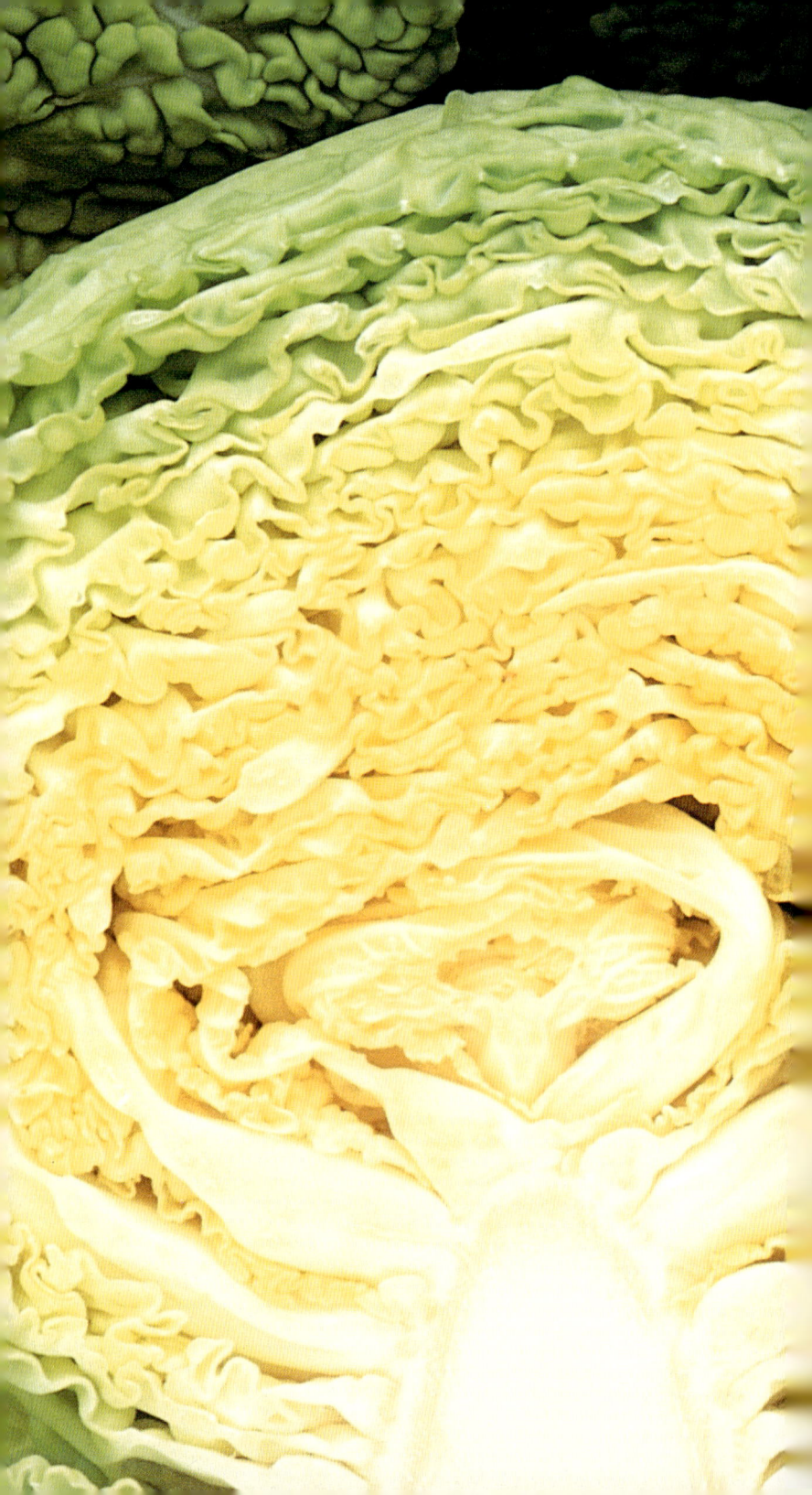

Guide des Vitamines

Les vitamines sont des produits naturels indispensables à notre santé et toute carence entraîne des troubles plus ou moins graves. D'après les études actuelles, des apports équilibrés en vitamines préserveraient la santé du corps et ralentiraient le processus du vieillissement.

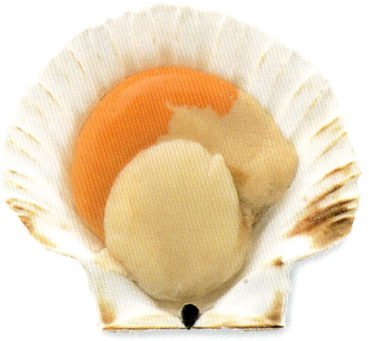

On distingue deux catégories de vitamines : les hydrosolubles, à consommer chaque jour, et les liposolubles.

CHAPITRE 1 : GUIDE DES VITAMINES

VITAMINE A/RÉTINOL

Santé de la peau et vision de nuit

◆ Système immunitaire ◆ Acné

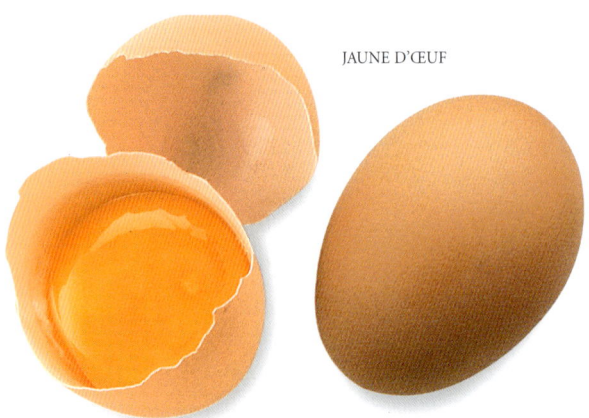

JAUNE D'ŒUF

NOMS CHIMIQUES

- RÉTINOL
- PALMITATE DE RÉTINOL
- ACÉTATE DE RÉTINOL

PRÉSENTATIONS

- CAPSULES
- COMPRIMÉS
- COLLYRE
- CRÈME
- HUILE DE FOIE DE MORUE

AJR* POUR L'ADULTE

- 800 µg

*AJR : Apports journaliers recommandés

PROPRIÉTÉS

Cette vitamine liposoluble participe à la production de la rhodopsine, un pigment qui permet de voir dans l'obscurité. Elle sert à maintenir humides les parois de la bouche et des poumons, à favoriser la croissance des tissus de l'organisme et à assurer la solidité des os, l'équilibre du système génital et la santé de la peau. Elle joue un rôle dans la réponse immunitaire en aidant à combattre les bactéries, les virus et les parasites.

OPTIMISATION

Un peu d'huile ou de matière grasse dans l'alimentation favorise son assimilation.

INHIBITION

Les médicaments à base de colestyramine, qui diminuent le taux de cholestérol, modifieraient l'équilibre naturel en vitamine A, tout comme les antiacides prescrits en cas d'indigestion et de douleur à l'estomac. En outre, une carence en zinc risque d'abaisser le taux de rétinol dans le sang.

SOURCES ÉLEVÉES EN VITAMINE A, en µg/100 g d'aliment

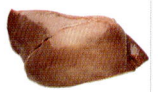		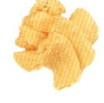	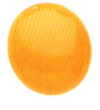	
FOIE DE VEAU 29 730 µg	BEURRE 815 µg	MARGARINE 780 µg	JAUNE D'ŒUF 535 µg	FROMAGE À TARTINER 385 µg

VITAMINE A/RÉTINOL

SUPPLÉMENTATION

Chez l'adulte, les AJR en vitamine A (800 µg) correspondent à 8 œufs ou 3 g de foie de veau. L'organisme produit aussi de la vitamine A à partir du béta-carotène, ce pigment présent dans les fruits et légumes orange, rouges ou vert foncé *(voir p. 91)*. Les suppléments proviennent souvent d'huiles de poissons.

MISE EN GARDE

La vitamine A étant stockée dans le foie, tout surdosage peut s'avérer toxique par accumulation. En cas de dose égale à 3 000 µg chez l'adulte et 10 000 µg chez l'enfant, on constate une perte de cheveux, des nausées, des vomissements, des maux de tête, des troubles osseux et un problème au foie. Un apport régulier ne devrait jamais dépasser 900 µg chez l'homme et 750 µg chez la femme – soit un seuil maximal égal à 100 % des AJR. L'association de plusieurs sources en vitamine A est déconseillée. Les femmes enceintes devraient éviter cette supplémentation car un apport quotidien de 3 300 µg pourrait provoquer des malformations du fœtus.

THÉRAPEUTIQUE

● **PSORIASIS ET ACNÉ**
À forte dose, la vitamine A aide parfois à modifier la structure de la peau. Attention : ce traitement, externe, doit être prescrit par un médecin.

● **CANCER**
Un apport suffisant en vitamine A stimulerait la défense de l'organisme contre les substances pouvant entraîner un cancer. Lorsque les réserves sont faibles, une supplémentation préviendrait le risque de survenance d'un cancer.

● **PROBLÈMES RESPIRATOIRES**
En cas d'insuffisance respiratoire chronique chez l'enfant, un complément en vitamine A serait efficace.

● **GLAUCOME**
La vitamine A pourrait être bénéfique chez les personnes atteintes de glaucome lorsque son apport est trop faible.

● **ROUGEOLE**
Un apport en vitamine A diminue souvent le risque de rougeole chez les enfants dont l'alimentation est pauvre en cette vitamine.

INDICATIONS

La vitamine A, parfois prescrite par les dermatologues, est conseillée chez les personnes qui suivent un régime pauvre en graisses, qui souffrent de troubles de l'absorption (mucoviscidose, etc.) ou prennent de la colestyramine. Les symptômes suivants indiquent peut-être une carence en vitamine A :
○ INFECTIONS À RÉPÉTITION
○ DIFFICULTÉ À VOIR LA NUIT
○ TROUBLES DE LA CROISSANCE CHEZ L'ENFANT
○ PEAU SÈCHE ET SQUAMEUSE
○ SENSIBILITÉ À LA LUMIÈRE
○ GINGIVITE
○ MALADIE DE KYRLE (HYPERKÉRATOSE FOLLICULAIRE AU NIVEAU DE L'ÉPITHÉLIUM)
○ FORMATION INSUFFISANTE DE L'ÉMAIL CHEZ L'ENFANT

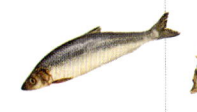
HARENG
45 µg

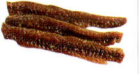
HUÎTRE
75 µg

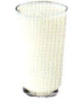
ANCHOIS
57 µg

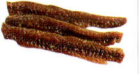
LAIT ENTIER
52 µg

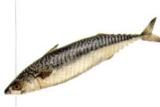
MAQUEREAU
45 µg

CHAPITRE 1 : GUIDE DES VITAMINES

VITAMINE B1/THIAMINE

Mémoire ◆ Système nerveux

◆ Besoin de sucre

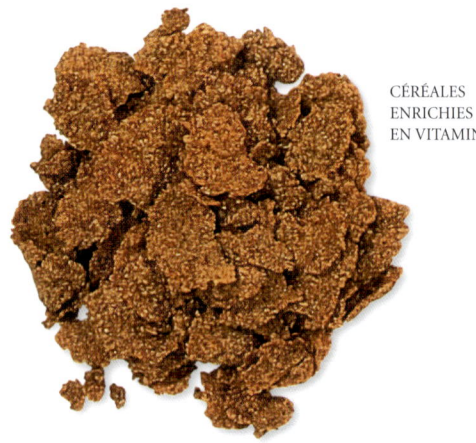

CÉRÉALES ENRICHIES EN VITAMINES

NOMS CHIMIQUES

- THIAMINE

PRÉSENTATIONS

- COMPRIMÉS
- SOLUTION INJECTABLE

AJR* POUR L'ADULTE

- 1,4 mg

*AJR : Apports journaliers recommandés

PROPRIÉTÉS

Cette vitamine hydrosoluble est essentielle pour la transmission de signaux nerveux entre le cerveau et la moelle épinière. Elle permet aussi à certaines enzymes d'amener l'énergie au corps. Il en faut chaque jour car elle est stockée en quantité assez faible.

OPTIMISATION

La vitamine C et l'acide citrique, présents dans les agrumes, aideraient à prévenir sa destruction. L'ensemble des vitamines B potentialise l'absorption de chacune d'elles.

INHIBITION

La prise prolongée d'antiacides ou une consommation importante d'alcool diminuent sa présence dans l'organisme. Le café, le thé et le dioxyde de soufre utilisé pour sécher les fruits s'opposent à son absorption en la détruisant. Les sushi, à base de poisson cru, sont riches en thiaminase

SOURCES ÉLEVÉES EN VITAMINE B1, en mg/100 g d'aliment

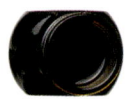	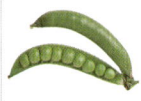	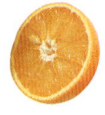	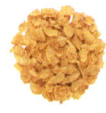	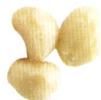
LEVURE 4,25 mg	PETITS POIS 0,89 mg	ORANGE 0,70 mg	CÉRÉALES ENRICHIES 0,65 mg	POMMES DE TERRE (cuites à l'eau) 0,59 mg

VITAMINE B1/THIAMINE

(une enzyme qui détruit la vitamine B1) et doivent être consommés avec modération.

SUPPLÉMENTATION

Chez l'adulte, les AJR en vitamine B1 (1,4 mg par jour) correspondent à un bol de céréales enrichies ou à une portion de porc. Un apport quotidien équivalent à 100 % des AJR est nécessaire en raison de sa mauvaise absorption. On n'a trouvé aucun effet chez l'adulte, à court ou long terme, en cas de prise inférieure ou égale à 100 mg par jour. L'apport optimal conseillé est de 3,5 à 9,2 mg par jour pour maintenir le corps en bonne santé et de 25 à 100 mg pour un but curatif.

ASSOCIATION

Prendre des vitamines B2 et B6 en même temps que la vitamine B1 potentialise l'effet de cette dernière sur l'organisme.

MISE EN GARDE

En cas d'apport supérieur à 50 mg par kg de poids, ou à 3 g par jour, on a constaté les troubles suivants : accélération du rythme cardiaque, insomnie, faiblesse générale, maux de tête et irritabilité. En outre, un excès s'opposerait à l'action des autres vitamines B.

THÉRAPEUTIQUE

● **MÉMOIRE**
Grâce à la vitamine B1, le glucose présent dans le sang produit de l'acéthylcholine, une substance qui transmet les messages des nerfs au système nerveux central (son rôle est essentiel pour la mémoire et la concentration).
Un petit-déjeuner riche en glucides – pour amener suffisamment de glucose au sang – et en thiamine – afin de favoriser la production d'acéthylcholine – améliorerait la mémoire.

● **BESOIN DE SUCRE**
Une carence minime en vitamine B1 augmenterait le besoin de sucré, facile à pallier avec une légère supplémentation.

● **MALADIE D'ALZHEIMER**
D'après des études récentes, un apport en vitamine B1 pourrait prévenir et freiner la maladie d'Alzheimer, beaucoup plus fréquente chez les personnes âgées et caractérisée par une démence présénile.

● **SCLÉROSE EN PLAQUES**
Une supplémentation en thiamine prescrite par des médecins a fait ses preuves face à de multiples troubles du système nerveux tels que la sclérose en plaques, la paralysie de Bell et les névrites.

INDICATIONS

Le béribéri, rarissime dans les pays occidentaux, résulte d'un manque sévère en vitamine B1. L'alcoolisme est la principale cause de carence, mais les sportifs, les personnes stressées ou âgées de 55 ans et plus devraient enrichir leur alimentation en vitamine B1. Les symptômes suivants peuvent aussi être révélateurs :
○ FATIGUE
○ DÉPRESSION
○ TROUS DE MÉMOIRE
○ MAUX DE TÊTE
○ NAUSÉES
○ FOURMILLEMENTS DANS LES MAINS

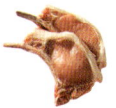
CÔTE DE PORC
0,48 mg

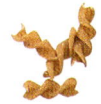
PÂTES AU PAIN COMPLET
0,43 mg

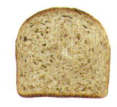
PAIN COMPLET
0,37 mg

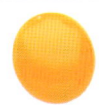
JAUNE D'ŒUF
0,30 mg

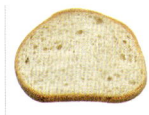
PAIN BLANC
0,21 mg

CHAPITRE 1 : GUIDE DES VITAMINES

VITAMINE B2/RIBOFLAVINE

Santé de la peau ◆ Beauté des ongles et des cheveux

◆ Crampes chez la femme enceinte

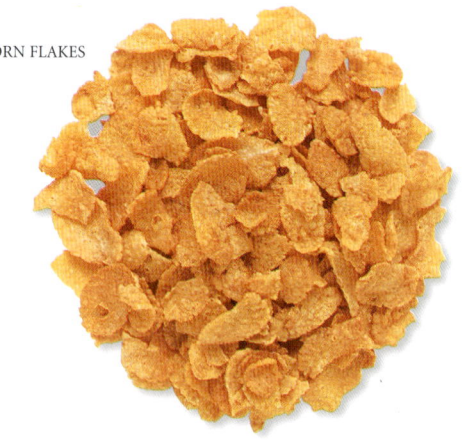

CORN FLAKES

NOM CHIMIQUE

- RIBOFLAVINE

PRÉSENTATIONS

- COMPRIMÉS
- GÉLULES

AJR* POUR L'ADULTE

- 1,6 mg

*AJR : Apports journaliers recommandés

PROPRIÉTÉS

Cette vitamine hydrosoluble permet de synthétiser deux produits essentiels pour transformer les calories issues des protéines, lipides et glucides ingérés en une forme efficacement utilisée par les cellules : FAD ou flavine-adénine-dinucléotide et FMN ou flavine-mononucléotide (une carence entraîne une baisse du tonus). Elle participe également à la formation de la peau, des ongles, des poils et des cheveux.

OPTIMISATION

Son assimilation sera meilleure si on l'associe aux autres vitamines B et au sélénium, un oligo-élément présent dans les noix du Brésil, les viandes rouges et les céréales complètes.

INHIBITION

L'alcool à forte dose, les antidépresseurs à base d'imipranine et d'amitroyptyline, entre autres, ainsi qu'un anticancéreux à base d'adriamycine réduiraient son absorption.

SOURCE ÉLEVÉE EN VITAMINE B2 en mg/100 g d'aliment

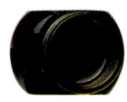	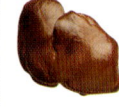	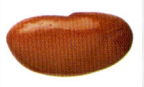	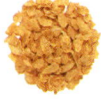	
LEVURE 11,0 mg	FOIE D'AGNEAU 4,4 mg	ROGNON DE PORC 2,1 mg	CÉRÉALES ENRICHIES 1,3 mg	FROMAGE À PÂTE DURE 0,4 mg

VITAMINE B2/RIBOFLAVINE

L'effet est similaire en cas d'excès de fer, de zinc, de cuivre ou de manganèse. Le tabac et la pilule s'opposent aussi à la vitamine B2 qui, de plus, se dégrade à la lumière.

SUPPLÉMENTATION

Chez l'adulte, les AJR en vitamine B2 (1,6 mg par jour) correspondent à deux grands bols de céréales enrichies avec du lait écrémé – le maximum étant de 200 mg par jour. Les nutritionnistes conseillent un apport quotidien de 1,8 à 2,5 mg, et de 25 à 100 mg pour un but curatif.

ASSOCIATION

Il vaut mieux prendre un complexe vitaminique renfermant toutes les vitamines du groupe B.

MISE EN GARDE

Les personnes qui présentent une cataracte ou un risque de cataracte, ne devraient pas dépasser un apport quotidien de 10 mg car la lumière et l'oxygène combinés à cette vitamine peuvent augmenter le risque de cette maladie. De fortes doses pourraient favoriser une carence en magnésium. L'utilité d'une dose massive n'ayant jamais été démontrée, l'apport ne devrait pas dépasser 200 mg par jour.

THÉRAPEUTIQUE

● **ANÉMIE**
D'après les chercheurs, cette vitamine associée à la prise de fer diminuerait l'anémie.

● **CANDIDOSE**
Une supplémentation serait efficace en cas de carence.

● **SYNDROME DU CANAL CARPIEN**
La vitamine B2 est associée à la vitamine B6 pour soigner ce syndrome. Une carence stopperait l'action de la vitamine B6, un problème aisément résolu avec une supplémentation.

● **CATARACTE**
Si un excès de riboflavine accroît le risque de survenue d'une cataracte, une carence peut causer le même problème. Il y aurait une amélioration avec la prise d'un supplément à faible dose durant neuf mois.

● **CRAMPES CHEZ LA FEMME ENCEINTE**
Un apport quotidien de 10 mg de riboflavine pallierait les crampes.

INDICATIONS

Les personnes stressées ou diabétiques perdent plus de riboflavine par leurs urines et ont besoin d'un apport accru. L'effet serait similaire chez les femmes prenant un contraceptif oral. Les végétaliens (qui ne mangent aucun produit animal), les personnes âgées et celles qui suivent un régime sont parfois carencées. Le manque de cette vitamine est fréquent chez les femmes enceintes. En outre, un apport insuffisant peut provoquer les symptômes suivants :
○ TREMBLEMENTS
○ VERTIGES
○ DIFFICULTÉS À SE CONCENTRER
○ FAIBLESSE
○ YEUX IRRITÉS, FATIGUÉS ET INJECTÉS DE SANG
○ LANGUE ET LÈVRES ENFLAMMÉES
○ ÉRUPTION ECZÉMATEUSE
○ ONGLES CASSANTS
○ CHEVEUX TERNES OU GRAS
○ PERTE DE CHEVEUX
○ CATARACTE

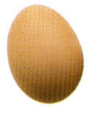
ŒUFS
0,35 mg

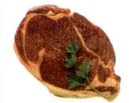
BŒUF
0,33 mg

YAOURT
0,27 mg

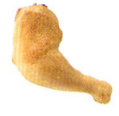
POULET
0,19 mg

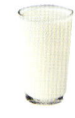
LAIT ENTIER
0,17 mg

CHAPITRE 1 : GUIDE DES VITAMINES

VITAMINE B3/VITAMINE PP

Cholestérol ◆ Alcoolisme chronique

◆ Acné rosacée

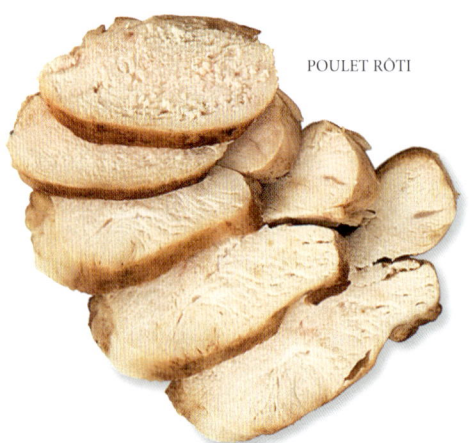

POULET RÔTI

NOMS CHIMIQUES

- NIACINE
- ACIDE NICOTINIQUE
- NICOTINAMIDE

PRÉSENTATIONS

- COMPRIMÉS
- SOLUTION BUVABLE
- SOLUTION INJECTABLE

AJR* POUR L'ADULTE

- 18 mg

*AJR : Apports journaliers recommandés

PROPRIÉTÉS

Cette vitamine hydrosoluble sert à produire deux coenzymes (NAD et NADP) qui participent à la transformation des aliments en énergie. Le besoin est accru en cas d'activité physique intense. La vitamine B3 peut aussi être élaborée à partir d'un acide aminé, le tryptophane. Elle joue un rôle dans la formation de la peau et dans l'équilibre des systèmes nerveux et digestif.

OPTIMISATION

Une alimentation riche en tryptophane (présent dans les produits laitiers, la viande et les œufs) améliorerait l'apport en vitamine B3.
Les autres vitamines B et le chrome faciliteraient son absorption.
Cette vitamine est toujours associée aux autres vitamines du groupe B.

INHIBITION

Les antibiotiques, les médicaments à base de lévodopa prescrits

SOURCES ÉLEVÉES EN VITAMINES B3, en mg/100 g d'aliment

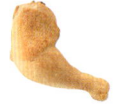	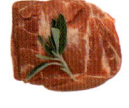	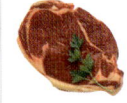	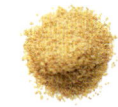	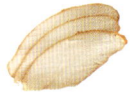
POULET 12,8 mg	PORC 11 mg	BŒUF 10,2 mg	GERME DE BLÉ 9,8 mg	DINDE 8,5 mg

VITAMINE B3/VITAMINE PP

pour la maladie de Parkinson, l'alcool, la pilule, le thé et le café s'opposeraient à la vitamine PP.

SUPPLÉMENTATION

Chez l'adulte, les AJR en vitamine B3 (18 mg par jour) correspondent à une portion de poulet rôti, de céréales ou de noix. Les suppléments sont à base d'acide nicotinique ou de nicotinamide. Le seuil de nicotinamide à ne pas dépasser est de 1 500 mg à court terme et de 450 mg à long terme.
Les nutritionnistes recommandent 25 à 30 mg de vitamine B3 par jour et, pour un but curatif, 50 à 150 mg par jour.

MISE EN GARDE

Des doses élevées en acide nicotinique (3 à 6 g) sont néfastes au foie et un apport journalier supérieur à 150 mg provoque parfois des rougeurs diffuses temporaires. Cet effet ne se rencontre pas avec le nicotinamide qui présente toutefois des risques d'effet sédatif à forte dose. La supplémentation est déconseillée pour ceux qui souffrent de goutte.

THÉRAPEUTIQUE

● **COUPEROSE**
Cette affection responsable de rougeurs au visage, en particulier chez les femmes ménopausées, résulte de la multiplication des capillaires sous la peau. Il s'ensuit un nombre accru de glandes sébacées, responsable d'une pseudo-acné ou acné rosacée.

● **ALCOOLISME CHRONIQUE**
Le besoin d'alcool diminuerait avec la prise de 500 à 1 000 mg de vitamine PP pendant trois ou quatre semaines.

● **RÉACTIONS ALLERGIQUES**
Elle inhiberait la libération d'histamine et pourrait également améliorer les symptômes d'un rhume des foins.

● **PROBLÈMES CARDIO-VASCULAIRES**
Une petite dose de vitamine B3 augmenterait le « bon » cholestérol, ou HDL, et aiderait à réduire les plaques d'athérosclérose sur les parois des artères. Cet apport, prescrit par un médecin en raison du risque d'effets secondaires, est contre-indiqué chez les diabétiques souffrant d'une pathologie cardiaque.

● **ASTHME**
Un apport quotidien de 100 à 200 mg pourrait améliorer l'asthme.

INDICATIONS

La supplémentation est conseillée chez les personnes stressées, très actives ou âgées, qui s'alimentent mal et souffrent de problèmes digestifs. La pellagre résulte d'un manque en vitamine B3. Les symptômes suivants sont parfois révélateurs d'une carence :
○ DIMINUTION DE L'APPÉTIT
○ MAUX DE TÊTE
○ NAUSÉES
○ ULCÉRATION DE LA BOUCHE
○ PEAU SÈCHE
○ TROUBLES DU SOMMEIL
○ TROUBLES DE LA MÉMOIRE
○ IRRITABILITÉ
○ SENSIBILITÉ À LA LUMIÈRE
◉ FORTE
○ ROUGEUR DE LA LANGUE

FROMAGE À PÂTE DURE
0,4 mg

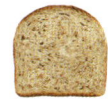
PAIN COMPLET
5,9 mg

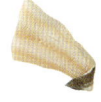
MORUE
5,7 mg

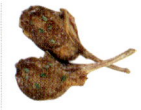
AGNEAU
4,8 mg

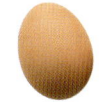
ŒUF
3,8 mg

CHAPITRE 1 : GUIDE DES VITAMINES

VITAMINE B5/ ACIDE PANTOTHÉNIQUE

Cicatrisation

♦ Polyarthrite rhumatoïde

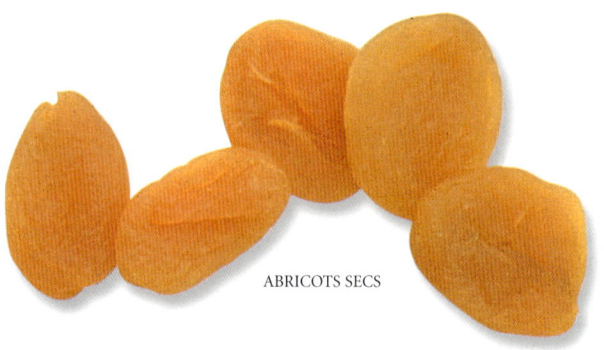

ABRICOTS SECS

NOMS CHIMIQUES

- ACIDE PANTOTHÉNIQUE
- PANTOTHÉNATE DE CALCIUM
- DEXPANTHÉNOL

PRÉSENTATIONS

- COMPRIMÉS
- SOLUTION INJECTABLE

AJR* POUR L'ADULTE

- 6 mg

*AJR : Apports journaliers recommandés

PROPRIÉTÉS

Cette vitamine hydrosoluble permet de recevoir une énergie constante (participe à la création d'une molécule transformant les lipides et le sucre en une forme utilisable par les cellules). Elle favorise aussi la croissance, aide l'organisme à lutter contre les infections en produisant des anticorps et contribue à la synthèse d'hormones antistress dans les surrénales, aidant ainsi à rester serein.

OPTIMISATION

Son assimilation est meilleure si elle est prise avec les autres vitamines B.

INHIBITION

Le stress, l'alcool et le café ou le thé en quantité importante réduiraient l'absorption de la vitamine B5 qui est, en outre, sensible à la cuisson et aux traitements industriels des aliments.

SUPPLÉMENTATION

La limite supérieure à ne pas dépasser, à court ou

SOURCES ÉLEVÉES EN VITAMINE B5, en mg/100 g d'aliment

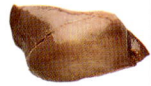	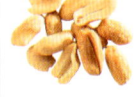	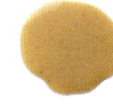	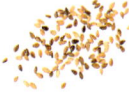	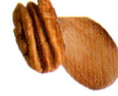
FOIE DE VEAU 8,4 mg	CACAHUÈTES 2,66 mg	PÂTE DE SÉSAME 2,17 mg	GRAINES DE SÉSAME 2,14 mg	NOIX DE PÉCAN 1,71 mg

VITAMINE B5/ACIDE PANTOTHÉNIQUE

long terme, est de 1 g. Les nutritionnistes conseillent un apport quotidien, chez l'adulte, de 25 mg, et de 50 à 300 mg dans un but thérapeutique.

MISE EN GARDE

Des apports massifs de 10 000 mg (10 g) seraient responsables de diarrhée et autres troubles digestifs. Une prise quotidienne de 100 mg augmenterait le risque d'élimination de la vitamine B3 dans les urines.

THÉRAPEUTIQUE

● RÉACTIONS ALLERGIQUES

Étant donné son action antiallergique, un apport de 250 mg soulagerait presque immédiatement les personnes souffrant de rhinite allergique, avec prurit nasal et rhinorrhée.

● CONSTIPATION

En raison de son action stimulante sur les contractions de l'intestin, un apport sera bénéfique en cas de constipation chronique, offrant une alternative aux médicaments habituellement prescrits aux femmes enceintes, aux enfants et aux personnes âgées.

● FATIGUE

En cas d'alimentation déséquilibrée, un apport de 10 mg atténue la fatigue et diminue les états d'âme et l'insomnie. Cette vitamine est efficace contre la fatigue postopératoire.

● CICATRISATION

Associée à la vitamine C, la vitamine B5 améliore le tonus de la peau, favorise la cicatrisation de plaies récentes – en particulier en cas d'intervention chirurgicale – et renforce la solidité des cicatrices.

● INFECTIONS RESPIRATOIRES

Une alimentation pauvre en vitamine B5 augmenterait le risque d'infection au niveau de la sphère O.R.L. Une supplémentation pallierait cette carence.

● POLYARTHRITE RHUMATOÏDE

Les personnes atteintes de cette affection sont parfois carencées. D'après les chercheurs, un apport quotidien de 2 g de pantothénate de calcium serait bénéfique. La dose peut être augmentée progressivement jusqu'à 500 mg, sous surveillance médicale.

INDICATIONS

La vitamine B5 est largement présente dans notre alimentation. Cependant, une consommation importante d'alcool, le stress ou une intervention chirurgicale récente justifient une supplémentation. Les symptômes suivants indiquent parfois une carence en vitamine B5 :

- TREMBLEMENTS ET MAUVAISE COORDINATION DES MUSCLES
- CRAMPES
- ENGOURDISSEMENT
- FOURMILLEMENTS
- SENSATION DE BRÛLURE AUX EXTRÉMITÉS
- DÉPRESSION
- ÉPUISEMENT ET FATIGUE
- FAIBLESSE
- ANXIÉTÉ
- DENTS GRINÇANT DURANT LE SOMMEIL
- MAUX DE TÊTE
- PERTE DE L'APPÉTIT

NOIX
1,6 mg

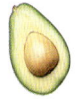
AVOCAT
1,1 mg

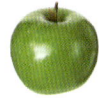
POMME
0,7 mg

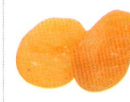
ABRICOTS SECS
0,7 mg

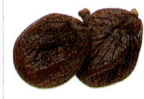
FIGUES SÈCHES
0,51 mg

CHAPITRE 1 : GUIDE DES VITAMINES

VITAMINE B6/PYRIDOXINE

Syndrome prémenstruel ◆ Syndrome du tunnel carpien ◆ États d'âme et fatigue

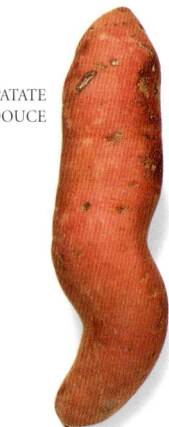

PATATE DOUCE

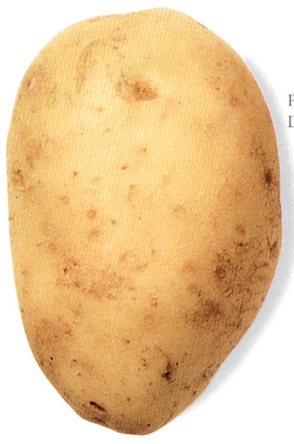

POMME DE TERRE

NOMS CHIMIQUES

- PYRIDOXINE
- PYRIDOXINE CHLORHYDRATE
- PHOSPHATE DE PYRIDOXAL

PRÉSENTATIONS

- COMPRIMÉS
- SOLUTION INJECTABLE

AJR* POUR L'ADULTE

- 2 mg

*AJR : Apports journaliers recommandés

PROPRIÉTÉS

Cette vitamine hydrosoluble participe au métabolisme des protéines (formation et réparation des muscles et autres tissus) et à la production d'enzymes. Elle jouerait un rôle sur l'équilibre des hormones sexuelles, expliquant pourquoi tant de femmes souffrent de syndrome prémenstruel. Elle sert aussi à la beauté de la peau, au fonctionnement du système nerveux, à la production des anticorps qui combattent les infections et contribue à la synthèse d'une molécule, l'hémoglobine, qui capte l'oxygène dans le sang.

OPTIMISATION

Son assimilation est meilleure si elle est associée à du magnésium, du zinc et aux autres vitamines B.

INHIBITION

La pénicilline se fixe à la pyridoxine, limitant son absorption. De même, l'alcool, la pilule et le tabac réduiraient son assimilation.

SOURCES ÉLEVÉES EN VITAMINE B6, en mg/100 g d'aliment

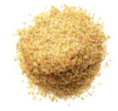

GERMES DE BLÉ
3,3 mg

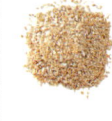

SON
1,38 mg

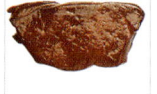

FOIE DE BŒUF
0,83 mg

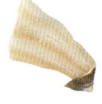

MORUE
0,38 mg

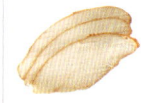

DINDE
0,32 mg

VITAMINE B6 / PYRIDOXINE

SUPPLÉMENTATION

Chez l'adulte, les AJR en vitamine B6 (2 mg par jour) sont aisément trouvés dans un plat de saumon aux pommes de terre. Un apport quotidien et prolongé de 100 mg ne présente aucun risque. Il est conseillé aux femmes souffrant de syndrome prémenstruel et à celles sous pilule. Les nutritionnistes conseillent un apport quotidien de 2 à 5 mg chez l'enfant et de 50 à 250 mg chez l'adulte. La forme pyridoxine est mieux acceptée par l'organisme. Le phosphate de pyridoxal ne présentera aucun inconvénient si l'enrobage du comprimé résiste aux sucs gastriques de l'estomac.

MISE EN GARDE

L'organisme est incapable d'assimiler plus de 100 mg de vitamine B6 à la fois. On a signalé de rares cas de toxicité, avec un apport quotidien de 200 mg, pouvant se manifester sous forme de névrite – une inflammation douloureuse des nerfs. Cette vitamine interfère en outre avec la lévodopa, prescrite en cas de maladie de Parkinson.

THÉRAPEUTIQUE

- **SYNDROME PRÉMENSTRUEL**
Pour de nombreuses femmes, elle soulagerait les manifestations de cette affection périodique telles que les sautes d'humeur ou la dépression. Un apport quotidien de 50 à 250 mg semble efficace bien qu'aucune étude n'en ait encore établi la preuve de manière irréfutable.

- **SYNDROME DU CANAL CARPIEN**
Une supplémentation peut atténuer l'engourdissement, les fourmillements et la douleur ressentis aux mains.

- **TROUBLE DE L'HUMEUR**
La vitamine B6 est indispensable à la production d'un neurotransmetteur, la sérotonine, qui permet de se sentir bien. Les personnes dépressives présentent une carence que pallierait une supplémentation.

- **FATIGUE**
Un complexe associant toutes les vitamines B, dont la vitamine B6, peut améliorer les états de fatigue plus ou moins intenses.

INDICATIONS

Un apport régulier est nécessaire car tout excès est éliminé en huit heures par les urines. Les carences sont rares dans les pays industrialisés. La supplémentation est conseillée chez les femmes sous pilule, les personnes âgées de plus de 55 ans (surtout si leur absorption intestinale est ralentie), les alcooliques chroniques, les végétariens, les végétaliens de même que ceux dont l'alimentation est riche en protéines. Les symptômes suivants témoignent peut-être d'un manque en vitamine B6:
- BABY BLUES
- IRRITABILITÉ
- STRESS
- NERVOSITÉ
- TROUBLES DE L'HUMEUR
- MANQUE D'ÉNERGIE
- PEAU TRÈS SÈCHE
- ANÉMIE
- LÈVRES SÈCHES ET GERCÉS
- LANGUE IRRITÉE
- DERMITE
- PAUPIÈRES ENFLAMMÉES

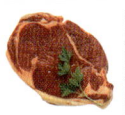

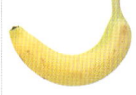

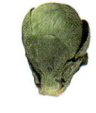

BŒUF	BANANE	CHOU DE BRUXELLES	CHOU	MANGUE
0,30 mg	0,29 mg	0,19 mg	0,17 mg	0,13 mg

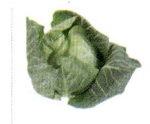

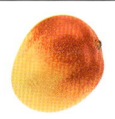

VITAMINE B12

Anémie ◆ Croissance

◆ Système nerveux ◆ Irritabilité

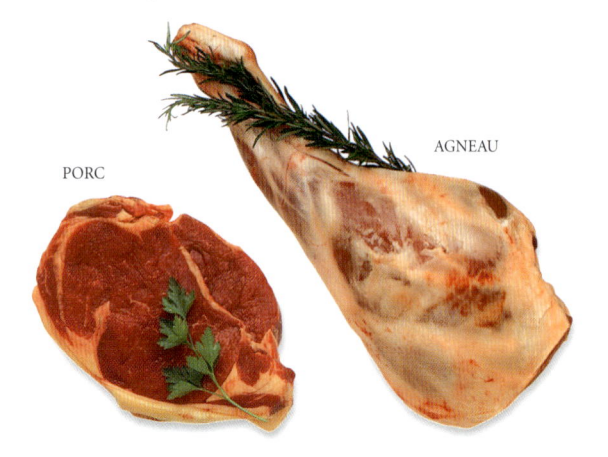

PORC

AGNEAU

NOMS CHIMIQUES

- COBALAMINE
- CYANOCOBALAMINE

PRÉSENTATIONS

- GÉLULES
- POUDRE
- SOLUTION BUVABLE
- SOLUTION INJECTABLE

AJR* POUR L'ADULTE

- 1 µg

*AJR : Apports journaliers recommandés

PROPRIÉTÉS

Cette vitamine hydrosoluble s'associe à des enzymes-clés pour maintenir la santé de toutes les cellules (nerveuses et autres) : elle sert à fabriquer la gaine de myéline, la protection autour des nerfs qui permet une transmission rapide de l'influx nerveux. La vitamine B12 est aussi nécessaire à la croissance chez l'enfant. Elle participe au contrôle de l'appétit et intervient dans l'élaboration de globules rouges sains.

OPTIMISATION

Le calcium, les autres vitamines B et les vitamines A, C et E améliorent ensemble l'assimilation de la vitamine B12.

INHIBITION

La metformine prescrite en cas de diabète non-insulinodépendant, la colestyramine qui diminue le taux de cholestérol, la pilule contraceptive, les somnifères et l'alcool réduisent son absorption.

SOURCES ÉLEVÉES EN VITAMINE B12, en µg/100 g d'aliment

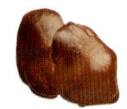

FOIE D'AGNEAU	PÂTÉ DE FOIE	PORC	CANARD	FAISAN
81 µg	7,2 µg	2 µg	3 µg	2,5 µg

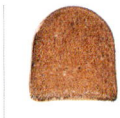

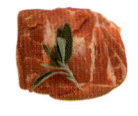

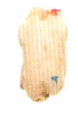

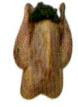

VITAMINE B12

SUPPLÉMENTATION

Chez l'adulte, les AJR en vitamine B12 (1 µg par jour) correspondent à 50 g de bœuf. L'apport est suffisant lorsque l'alimentation est riche en viande, volaille, poissons, œufs, produits laitiers, céréales et levures enrichies.

La cyanocobalamine constitue la forme la plus efficace de vitamine B12. Pour éviter toute carence, 1 µg suffit chaque jour. Cependant, l'apport optimal conseillé est de 2,5 à 25 µg par jour chez l'enfant et de 5 à 10 µg chez l'adulte.

ASSOCIATION

La vitamine B9 potentialise son action – l'idéal étant un complexe de toutes les vitamines B.

MISE EN GARDE

On ne connaît, pour l'heure, aucun effet secondaire. La limite supérieure à ne pas dépasser est de 3 000 µg par jour. À de telles doses, il n'existerait aucune toxicité.

THÉRAPEUTIQUE

● **HUMEUR**
La vitamine B12 jouerait un rôle indirect dans la production de neurotransmetteurs tels que la sérotonine ou la dopamine. Ces molécules chimiques agissent sur notre humeur, état de bien-être, qualité du sommeil et autres états psychologiques.

● **FATIGUE**
Les médecins emploient désormais la vitamine B12, soit sous forme orale, soit sous forme injectable, pour résoudre toutes sortes de problèmes qui affectent notre énergie.

● **DIABÈTE**
Les dégénérescences nerveuses dont souffrent les diabétiques ressemblent aux symptômes d'une carence en vitamine B12. Selon des chercheurs, une altération du métabolisme de cette vitamine augmenterait les lésions nerveuses chez ces patients et justifierait la supplémentation.

● **TROUBLES DE LA VISION**
D'après certaines études, une mauvaise vue pourrait résulter d'un manque en vitamine B12, facile à pallier.

INDICATIONS

La vitamine B12 existe, à l'état naturel, dans les produits d'origine animale ou le soja fermenté. On l'ajoute aussi à certains aliments. Les végétariens doivent l'inclure dans leur régime, sous forme de compléments ou de produits enrichis, de même que les femmes enceintes ou allaitant et les personnes de 55 ans et plus (l'absorption se dégrade avec l'âge). Les symptômes suivants indiquent peut-être une carence en vitamine B12 :

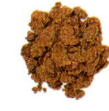

○ FATIGUE
○ CHEVEUX ABÎMÉS
○ ECZÉMA
○ PROBLÈMES DE PEAU
○ NÉVRALGIE DE LA LANGUE
○ TROUS DE MÉMOIRE
○ MANQUE DE CONCENTRATION
○ ANÉMIE
○ IRRITABILITÉ
○ ANXIÉTÉ OU TENSION
○ MUSCLES SENSIBLES OU DOULOUREUX

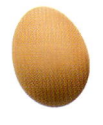

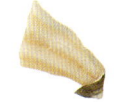

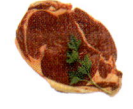

ŒUF	MORUE	BŒUF	CÉRÉALES ENRICHIES	LEVURE ENRICHIE
2,5 µg	2 µg	2 µg	1,7 µg	0,5 µg

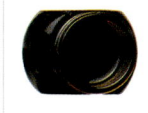

CHAPITRE 1 : GUIDE DES VITAMINES

VITAMINE B9/ACIDE FOLIQUE

Malformations congénitales ◆ Problème cardio-vasculaire ◆ Anémie mégaloblastique

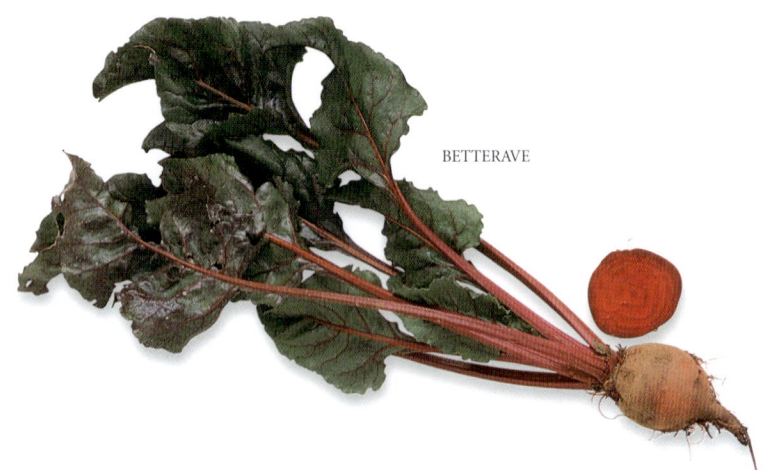

BETTERAVE

NOMS CHIMIQUES

- ACIDE FOLIQUE
- FOLACINE

PRÉSENTATIONS

- COMPRIMÉS
- GÉLULES

AJR* POUR L'ADULTE

- 200 µg

*AJR : Apports journaliers recommandés

PROPRIÉTÉS

Cette vitamine hydrosoluble est présente dans des légumes comme les haricots ou les betteraves. On la trouve aussi dans les aliments enrichis tels que les céréales ou les levures et sous forme de complément.
Elle joue un rôle essentiel dans la formation du tube neural chez l'embryon, durant les trois premiers mois, prévenant le risque de spina bifida chez le nouveau-né.
Elle est également indispensable au bon développement des cellules rouges et diminuerait le taux d'homocystéine (proportionnellement lié au risque de problème cardiaque). Enfin, elle permet l'utilisation des protéines en les scindant.

OPTIMISATION

Prise pendant les repas, son efficacité est meilleure. Les complexes à base de vitamine B (B12 surtout) facilitent son absorption.

SOURCES ÉLEVÉES EN VITAMINES B9, en µg/100 g d'aliment

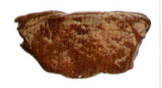

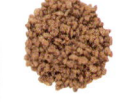

FOIE	CÉRÉALES ENRICHIES	HARICOT SEC	CHOU DE BRUXELLES	CACAHUÈTES
290 µg	250 µg	210 µg	110 µg	110 µg

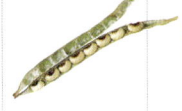

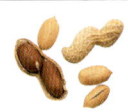

VITAMINE B9 / ACIDE FOLIQUE

INHIBITION

L'abus régulier d'alcool, l'aspirine, la pilule et les antidiabétiques oraux à base de metformine s'opposent à l'acide folique.

SUPPLÉMENTATION

Chez l'adulte, les AJR en vitamine B9 (200 µg par jour) correspondent à trois portions de céréales enrichies. Toutefois, les femmes qui veulent un enfant devraient doubler cette dose, la limite supérieure étant de 400 µg à long terme et 700 µg à court terme. L'apport optimal conseillé est de 400 à 1 000 µg par jour.

MISE EN GARDE

Une dose massive, prise durant une période prolongée, s'opposerait à l'absorption du zinc et fausserait le résultat des prises de sang chez les personnes âgées, pouvant masquer une carence en vitamine B12. Ceux qui souffrent d'épilepsie doivent demander conseil à leur médecin avant de prendre de l'acide folique qui inhiberait l'action de certains anticonvulsivants.

THÉRAPEUTIQUE

● **PROBLÈMES CARDIO-VASCULAIRES**
En cas de maladie cardiaque, l'acide folique préviendrait le décès chez 7 % des hommes et 5 % des femmes.

● **ANÉMIE**
Une supplémentation guérit un état de fatigue plus ou moins sévère dû à une anémie causée par un manque d'acide folique. Les femmes enceintes anémiées ont intérêt à prendre un complexe à base de vitamines B9, B12 et de fer.

● **CANCER DU COL DE L'UTÉRUS**
Chez les femmes sous pilule et carencées, les cellules du col de l'utérus pourraient évoluer en tumeur. Un apport quotidien de 10 mg améliorerait sensiblement le résultat de biopsies du col effectuées à trois mois d'intervalle.

● **OSTÉOPOROSE**
L'homocystéine, plus élevée après la ménopause, est l'une des causes de l'ostéoporose (elle s'oppose à la formation d'os). Un apport de 5 mg par jour suffirait pour maintenir la solidité des os et diminuer le risque d'ostéoporose induit par l'homocystéine.

● **DÉPRESSION**
Trop d'homocystéine augmenterait le risque d'états d'âme ou de dépression. Une supplémentation, en abaissant ce taux, permettrait d'améliorer ces troubles.

INDICATIONS

Les femmes qui veulent un enfant devraient prendre 400 µg d'acide folique par jour contre le risque de spina bifida. Chez les hommes, la même dose réduirait le risque d'athérosclérose dû à un excès d'homocystéine. L'apport est indiqué en cas d'intolérance au gluten, d'alimentation déséquilibrée, d'alcoolisme chronique et au-delà de 55 ans. Il y a peut-être une carence en vitamine B9 avec les symptômes suivants :

○ FATIGUE
○ ECZÉMA
○ LÈVRES GERCÉES
○ ANXIÉTÉ
○ PERTE DE L'APPÉTIT
○ ÉTATS D'ÂME
○ PÂLEUR DE LA PEAU

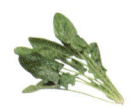

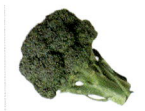

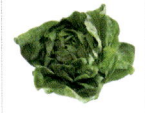

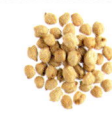

ÉPINARDS	BROCOLIS	LAITUE	POIS CHICHES	AVOCAT
90 µg	64 µg	55 µg	54 µg	11 µg

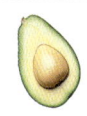

CHAPITRE 1 : GUIDE DES VITAMINES

VITAMINE C

Cicatrisation ◆ Assimilation du fer

◆ Vieillissement ◆ Cataracte

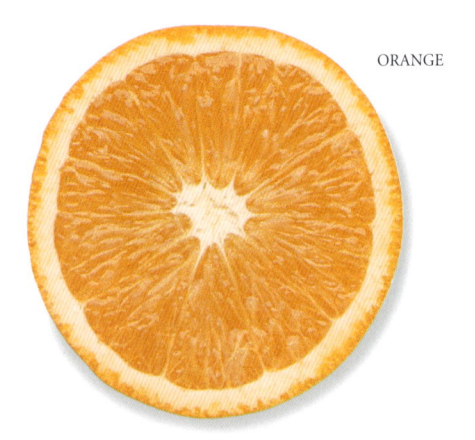

ORANGE

NOM CHIMIQUE

- ACIDE ASCORBIQUE

PRÉSENTATIONS

- COMPRIMÉS À CROQUER
- COMPRIMÉS À SUCER
- COMPRIMÉS EFFERVESCENTS
- GÉLULES
- GRANULES
- POUDRE
- SOLUTION INJECTABLE

AJR* POUR L'ADULTE

- 60 mg

*AJR : Apports journaliers recommandés

PROPRIÉTÉS

Elle stimule la synthèse et l'entretien du collagène, responsable de la cohésion des cellules de la peau, des gencives et des tendons. Elle aide les globules blancs à combattre les infections et permet la guérison des blessures. Antioxydante, elle bloque la production des radicaux libres, s'opposant ainsi au vieillissement et aux cancers. Elle circule par voie sanguine et tout excédent est éliminé par les urines.

OPTIMISATION

Les flavonoïdes (voir p. 89), présents dans les fruits et les légumes, améliorent son absorption. Associée au calcium et au magnésium, son action est plus efficace.

INHIBITION

Le tabac, la pilule, la tétracycline (utilisée contre les infections et l'acné), l'aspirine et les corticoïdes (utilisés contre l'arthrose rhumatoïde) s'opposent à la vitamine C.

SOURCES ÉLEVÉES EN VITAMINE C, en mg/100 g d'aliment

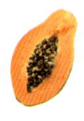

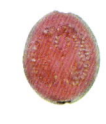

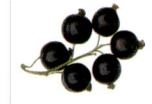

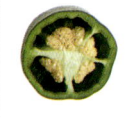

PAPAYE	GOYAVE	CASSIS	POIVRON VERT	BROCOLIS
60 mg	230 mg	200 mg	120 mg	87 mg

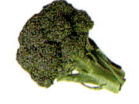

VITAMINE C

SUPPLÉMENTATION

Chez l'adulte, les AJR en vitamine C (60 mg par jour) correspondent à un verre de jus d'orange pressée. La limite à ne pas dépasser est de 3 g à court terme et de 2 g à long terme. L'apport optimal conseillé, de 400 à 1 000 mg par jour, peut aller jusqu'à 1 à 10 g dans un but curatif.

ASSOCIATION

Le ginseng doit toujours être pris 3 heures au moins, avant ou après de la vitamine C ou des aliments en contenant.

MISE EN GARDE

Demandez conseil à votre médecin : un apport de 1 g ou plus donne parfois la diarrhée et les personnes sujettes aux calculs rénaux doivent éviter les doses massives tout comme les diabétiques (la présence de vitamine C dans les urines peut fausser la glycémie). De plus, de fortes doses risquent de modifier les résultats des prises de sang et analyses d'urines, et de masquer la présence de sang dans les selles (en cas de cancer intestinal).

THÉRAPEUTIQUE

- **CATARACTE**

La vitamine C freinerait le risque de cataracte. Chez les personnes atteintes de cataracte, un apport quotidien de 350 mg pendant deux semaines améliore parfois nettement la vision.

- **BOUTONS DE FIÈVRE**

Des personnes sujettes à des poussées d'herpès ont été tranquilles pendant quatre ans après un apport quotidien de 1 à 2 g. De telles doses prises dès les premiers signes avant-coureurs atténueraient l'apparition de ces boutons.

- **CICATRISATION**

Les patients opérés récupèrent plus rapidement s'ils prennent 200 à 250 mg de vitamine C par jour. Un apport quotidien de 250 à 500 mg guérit les escarres chez les personnes alitées et le saignement de gencives.

- **INFECTIONS**

La supplémentation stimule les défenses immunitaires qui combattent les virus et les bactéries et accélère ainsi, par exemple, la guérison d'un rhume.

INDICATIONS

Les fumeurs ont des besoins accrus en vitamine C (jusqu'à 65 mg par jour et par cigarette). La supplémentation est conseillée en cas d'infection, de pollution (surtout au CO_2), de stress, au-delà de 55 ans, chez les convalescents, les athlètes et ceux qui prennent régulièrement de l'aspirine. Un apport optimal permettrait non seulement de soigner certains problèmes, mais aussi de prévenir des maladies comme les infections, les problèmes cardiaques et le cancer. Les signes suivants révèlent peut-être une carence en vitamine C :

- RHUMES ET INFECTIONS À RÉPÉTITION
- MANQUE D'ÉNERGIE
- SAIGNEMENT DES GENCIVES
- SAIGNEMENT DU NEZ
- CICATRISATION LENTE
- BOUTONS ROUGES SUR LA PEAU

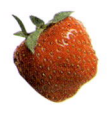

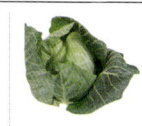

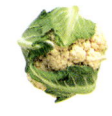

FRAISE	KIWI	ORANGE	CHOU	CHOU-FLEUR
77 mg	59 mg	54 mg	49 mg	49 mg

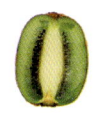

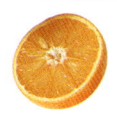

CHAPITRE 1 : GUIDE DES VITAMINES

VITAMINE D

Rachitisme ◆ Psoriasis
◆ Ostéoporose ◆ Parodontolyse

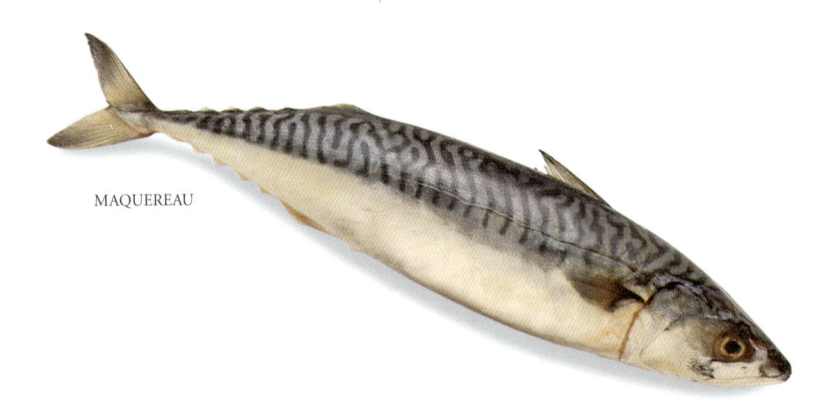

MAQUEREAU

NOMS CHIMIQUES

- CALCIFÉROL
- CHOLÉCALCIFÉROL
- ERGOCALCIFÉROL

PRÉSENTATIONS

- COMPRIMÉS
- GRANULÉS
- CAPSULES
- POUDRE
- SOLUTION BUVABLE
- SOLUTION INJECTABLE
- HUILE DE FOIE DE MORUE

AJR* POUR L'ADULTE

- 5 µG

*AJR : Apports journaliers recommandés

PROPRIÉTÉS

Cette vitamine liposoluble agit comme une hormone : elle est synthétisée en un endroit de l'organisme, et elle agit en un autre. L'essentiel de la vitamine B est constitué sous la peau grâce aux rayons du soleil (les ultraviolets transforment la forme inactive en active). Sa présence est également indispensable pour faciliter l'absorption du calcium alimentaire. Elle joue, de ce fait, un rôle dans l'ossification car, sans elle, les os ne sont pas en mesure de rester solides.

OPTIMISATION

Les sources naturelles *(voir ci-dessous)* sont riches en matières grasses qui facilitent son assimilation.

INHIBITION

La colestyramine, prescrite pour abaisser le taux de cholestérol, et les huiles minérales, utilisées comme laxatif, s'opposent à son absorption.

SOURCES ÉLEVÉES EN VITAMINE D, en µg/100 g d'aliment

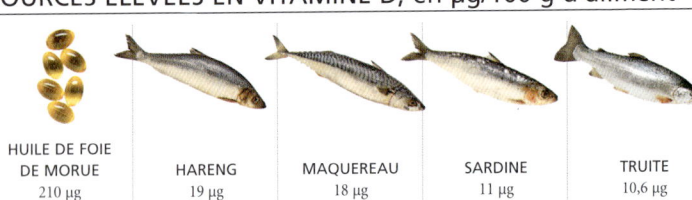

HUILE DE FOIE DE MORUE	HARENG	MAQUEREAU	SARDINE	TRUITE
210 µg	19 µg	18 µg	11 µg	10,6 µg

VITAMINE D

SUPPLÉMENTATION

Chez l'adulte, les AJR en vitamine D (5 µg par jour) correspondent à deux sardines à la sauce tomate en boîte. Au-delà de 65 ans, les nutritionnistes conseillent d'ajouter chaque jour 10 µg de vitamine D si l'alimentation est pauvre en sources de vitamine C. Le seuil à ne pas dépasser est de 10 µg par jour à long terme et de 50 µg à court terme. Chez l'adulte, l'apport optimal conseillé est de 10 à 20 µg par jour et, pour un but thérapeutique, de 10 à 25 µg par jour.

MISE EN GARDE

Chez le jeune enfant, en particulier, il faut craindre un surdosage en vitamine D (huile de foie de morue plus un complément par exemple).
Attention : seul le médecin est à même de prescrire un apport en vitamine D.

THÉRAPEUTIQUE

- **ALLAITEMENT AU SEIN**

Si une mère qui allaite son bébé au sein est carencée en vitamine D (en cas d'alimentation pauvre en calcium et de manque de soleil), son bébé risque de souffrir de rachitisme, avec des os mous et incurvés. Ces femmes devraient prendre 10 µg par jour pour pallier ce problème.

- **OSTÉOPOROSE**

Chez les personnes âgées et les femmes ménopausées qui présentent un risque élevé d'ostéoporose, un apport quotidien en vitamine D améliorera l'absorption du calcium et renforcera, de ce fait, la solidité des os qui casseront moins facilement.

- **PARODONTOLYSE**

En cas de parodontolyse, c'est-à-dire de destruction du tissu de soutien des dents, une dose journalière de vitamine D aidera à combattre ce problème stoppant la perte d'os au niveau de la mâchoire.

- **PSORIASIS**

Les personnes souffrant de psoriasis, une affection de la peau, et souffrant d'une carence en vitamine D constateront parfois une amélioration de leurs troubles grâce à une supplémentation quotidienne.

INDICATIONS

Les personnes qui manquent de soleil en été, les végétariens et les végétaliens, les femmes enceintes ou qui allaitent, les jeunes enfants, les femmes ménopausées et tous ceux âgés de 55 ans ou plus ont intérêt à suppléer leur alimentation en vitamine D. Les femmes et les enfants d'origine asiatique sont particulièrement sensibles s'ils sont végétariens, manquent de calcium ou de soleil.
Les symptômes suivants (dus à une carence et/ou un manque de soleil) indiquent parfois un manque en vitamine D :
- TROUBLES DE LA CROISSANCE
- DÉFORMATION DES OS
- RACHITISME
- DÉMINÉRALISATION
- DOULEURS OSSEUSES
- FAIBLESSE MUSCULAIRE
- CONSTIPATION

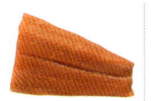

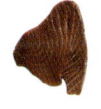

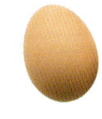

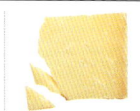

SAUMON	MARGARINE	THON FRAIS	ŒUF	FROMAGE À PÂTE DURE
8 µg	7,9 µg	7,2 µg	1,75 µg	0,26 µg

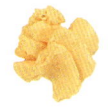

CHAPITRE 1 : GUIDE DES VITAMINES

VITAMINE E

Maladie cardio-vasculaire

◆ Cancer

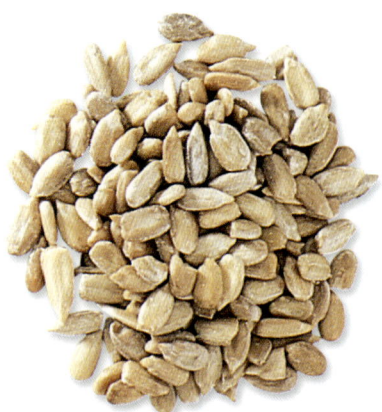

GRAINES DE TOURNESOL

NOMS CHIMIQUES

- ALPHA-, BÊTA-, GAMMA- ET DELTA-TOCOPHÉROLS

PRÉSENTATIONS

- COMPRIMÉS
- CAPSULES
- GÉLULES
- HUILE

AJR* POUR L'ADULTE

- 10 mg

*AJR : Apports journaliers recommandés

PROPRIÉTÉS

Cette vitamine liposoluble, antioxydante, neutralise l'action des radicaux libres. Son rôle essentiel consiste à préserver l'état des membranes cellulaires, la santé de la peau, des nerfs, des muscles, des globules rouges et du cœur, et le bon fonctionnement de la circulation sanguine. Elle améliore l'action de la vitamine A et, contrairement aux autres vitamines liposolubles, n'est pas stockée longtemps dans l'organisme, d'où le besoin d'un apport régulier.

OPTIMISATION

La vitamine C et le sélénium potentialisent son action.

INHIBITION

La colestyramine, prescrite contre le cholestérol, s'oppose à son absorption tout comme la pilule, la pollution et un excès de fer, de cuivre ou de manganèse. Une partie de la vitamine E est détruite

SOURCE ÉLEVÉE EN VITAMIN E, en mg/100 g d'aliment

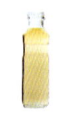

HUILE DE GERMES DE BLÉ	HUILE DE TOURNESOL	GRAINES DE TOURNESOL	NOISETTES	AMANDES
137 mg	49 mg	37 mg	25 mg	24 mg

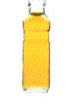

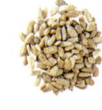

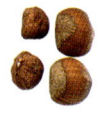

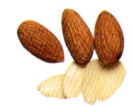

VITAMINE E

pendant la fabrication d'aliments (comme le pain blanc) et lors de la consommation de produits riches en acides gras polyinsaturés (margarine, huiles végétales, noix, graines, etc.).

SUPPLÉMENTATION

Chez l'adulte, les AJR en vitamine E (10 mg par jour) correspondent à 27 graines de tournesol. La forme naturelle (d-alpha-tocophérol) est la plus efficace. La limite supérieure autorisée, sans effets secondaires à court ou long terme, est de 800 mg par jour. Chez l'adulte, l'apport optimal conseillé est de 100 à 1 000 mg par jour pour un but préventif ou curatif.

ASSOCIATION

Une dose de 25 µg de sélénium pour 200 mg de vitamine E accroît l'effet de cette dernière. Un apport en fer devrait être pris huit heures avant ou après la vitamine E afin d'éviter sa destruction.

MISE EN GARDE

Chez les personnes carencées en vitamine K, une dose massive de vitamine E sera néfaste aux mécanismes de la coagulation. En cas d'hypertension, de rhumatisme articulaire aigu ou de maladie coronarienne, tout apport important sera prescrit et suivi par un médecin.

THÉRAPEUTIQUE

● **MALADIES CARDIO-VASCULAIRES**
Un apport de 80 à 100 g diminuerait le risque de cardiopathies (infarctus, accident vasculaire cérébral) en freinant la formation de plaques d'athérosclérose sur la paroi des artères.

● **CANCER**
Un apport suffisant protégerait contre certains cancers, notamment du poumon et du col de l'utérus.

● **CATARACTE**
Les personnes non carencées en vitamine E seraient moins atteintes de cataracte.

● **INFECTIONS**
Un apport en vitamine E protégerait des infections en stimulant l'action du système immunitaire.

● **ARTHROSE**
L'effet anti-inflammatoire de ce puissant antioxydant soulagerait, de ce fait, la douleur.

● **STÉRILITÉ MASCULINE**
Chez l'homme, un apport de 600 mg aurait fait ses preuves contre le manque de spermatozoïdes, aidant à traiter la stérilité.

INDICATIONS

Un apport est conseillé en cas de pollution ou de vieillissement et chez les personnes qui présentent un défaut d'absorption ou un terrain propice aux pathologies cardiaques et celles qui consomment de fortes quantités d'aliments riches en acides gras polyinsaturés. Les symptômes suivants indiquent peut-être une carence en vitamine E :
○ ÉPUISEMENT APRÈS UN EFFORT LÉGER
○ BLEUS FRÉQUENTS
○ CICATRISATION DIFFICILE
○ VARICES
○ BAISSE DU TONUS MUSCULAIRE
○ CHUTE DE LA LIBIDO
○ STÉRILITÉ
○ ANÉMIE
○ TROUBLES DE LA CIRCULATION
○ STRESS

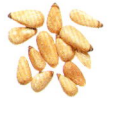

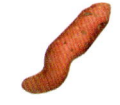

PIGNONS DE PIN	PATATE DOUCE	AVOCAT	MÜESLI	ÉPINARDS
14 mg	4 mg	3 mg	3 mg	2 mg

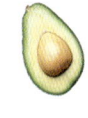

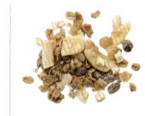

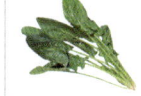

CHAPITRE 1 : GUIDE DES VITAMINES

VITAMINE H/BIOTINE

Eczéma et dermatose ◆ Diabète

◆ Perte de poids

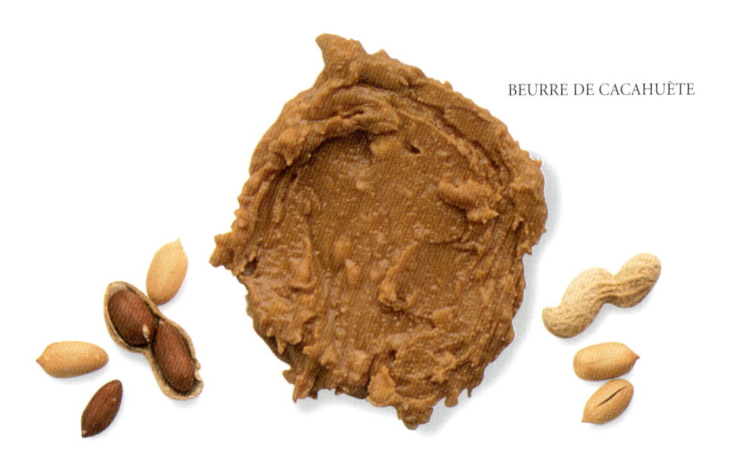

BEURRE DE CACAHUÈTE

NOMS CHIMIQUES

- BIOTINE
- D-BIOTINE

PRÉSENTATIONS

- COMPRIMÉS
- GÉLULES
- SOLUTION INJECTABLE

AJR* POUR L'ADULTE

- 150 µg

*AJR : Apports journaliers recommandés

PROPRIÉTÉS

Cette vitamine hydrosoluble agit avec les autres vitamines B pour brûler les protéines, les glucides et les lipides ingérés et les transformer en énergie. Elle est essentielle pour la synthèse d'acides gras, responsables de la santé de la peau, du système nerveux et des cheveux et aiderait à empêcher le blanchiment des cheveux.

OPTIMISATION

La biotine est plus efficace associée aux autres vitamines B et au manganèse et il vaut mieux la prendre pendant les repas.

INHIBITION

Le blanc d'œuf cru contient de l'avidine qui se fixe à la biotine pour l'empêcher d'agir (la cuisson résout ce problème). La consommation régulière d'alcool s'oppose à son absorption en abaissant le taux de biotine dans le sang.

SOURCES ÉLEVÉES EN VITAMINE H, en µg/100 g d'aliment

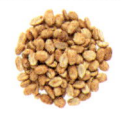

CACAHUÈTES GRILLÉES	BEURRE D'ARACHIDE	NOISETTES	AMANDES	ROGNON DE PORC
130 µg	102 µg	76 µg	64 µg	53 µg

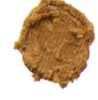

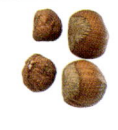

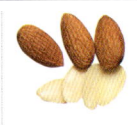

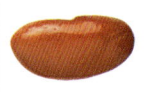

VITAMINE H / BIOTINE

SUPPLÉMENTATION

Chez l'adulte, les AJR en vitamine B8 (150 µg par jour) sont aisément fournis par une alimentation diversifiée. En effet, les besoins en biotine sont faibles et un apport est rarement nécessaire. La limite supérieure, à court ou long terme, est de 2,5 g par jour. L'apport optimal conseillé est de 50 à 200 mg par jour pour un but préventif ou curatif.

MISE EN GARDE

On ne connaît aucun effet secondaire en cas de surdosage.

THÉRAPEUTIQUE

● **DIABÈTE**
La biotine diminuerait peut-être, avec l'insuline, l'hyperglycémie (ou excès de sucre dans le sang). Par ailleurs, un apport en biotine s'opposerait efficacement aux conséquences neurologiques périphériques (troubles aux extrémités provoquant des engourdissements et une perte sensitive).

● **RÉGIME**
Selon certains spécialistes, la biotine stimulerait le métabolisme des lipides, ce qui aiderait peut-être à perdre du poids.

● **ECZÉMA ET DERMATOSE**
Un apport en biotine soulagerait certains problèmes de peau, notamment l'eczéma et les dermatoses, en particulier chez le jeune enfant.

● **BLANCHIMENT DES CHEVEUX**
Aucune étude ne le confirme de manière irréfutable, mais les personnes qui prennent régulièrement de la biotine constateraient un ralentissement du blanchiment de leurs cheveux.

● **PROBLÈMES INTESTINAUX**
La biotine serait efficace en cas de troubles de l'absorption intestinale et de problèmes rénaux (peut-être parce qu'elle est éliminée dans les urines).

● **NUTRITION PARENTÉRALE**
Les patients longtemps alimentés par perfusion risquent une carence en biotine, facile à pallier avec un apport de cette vitamine.

INDICATIONS

Chez les personnes sous antibiotiques ou sulfamides (antibactériens) et les diabétiques pour qui la supplémentation améliorerait le métabolisme des lipides et des glucides, ou au-delà de 55 ans, la biotine peut être indiquée bien qu'elle soit largement présente dans l'alimentation et synthétisée, de plus, dans le tube digestif. Les symptômes suivants prouveraient un manque en biotine à pallier :
○ PEAU SÈCHE ET SQUAMEUSE AUTOUR DU NEZ ET DE LA BOUCHE
○ PERTE DE CHEVEUX LOCALISÉE ET CALVITIE RÉVERSIBLE
○ CHEVEUX ABÎMÉS
○ PERTE DE L'APPÉTIT
○ DOULEUR ET ATROPHIE MUSCULAIRE
○ NAUSÉES
○ HALLUCINATIONS
○ FATIGUE
○ DÉPRESSION

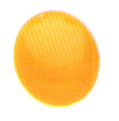

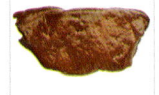

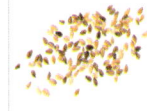

JAUNE D'ŒUF	FOIE DE VEAU	NOIX	GRAINE DE SÉSAME	FROMAGE BLANC
50 µg	50 µg	19 µg	11 µg	3 µg

CHAPITRE 1 : GUIDE DES VITAMINES

VITAMINE K

Ostéoporose

◆ Nausées et vomissements liés à la grossesse

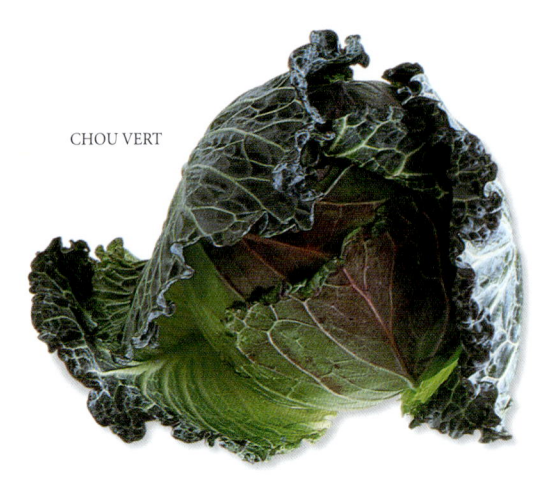

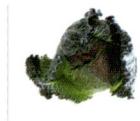

CHOU VERT

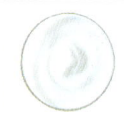

NOMS CHIMIQUES

- PHYTOMÉNADIONE
- MÉNAQUINONE

PRÉSENTATIONS

- COMPRIMÉS À CROQUER
- SOLUTION INJECTABLE

AJR* POUR L'ADULTE

- AUCUNE DOSE N'A ÉTÉ ÉTABLIE

*AJR : Apports journaliers recommandés

PROPRIÉTÉS

Cette vitamine liposoluble est synthétisée par les bactéries dans le côlon dont elle traverse ensuite la paroi pour se retrouver dans le sang où elle devient l'un des nombreux facteurs de coagulation. Elle sert aussi à produire des protéines aidant à préserver la santé et la solidité des os et des dents.

OPTIMISATION

Les probiotiques, comme les yaourts aux ferments lactiques « vivants », stimulent la croissance de bactéries favorables au côlon et améliorent la synthèse de la vitamine K.

INHIBITION

La colestyramine, prescrite contre le cholestérol, et l'aspirine diminuent son absorption. Les antibiotiques qui tuent toutes les bactéries, bonnes ou mauvaises, s'attaquent, entre autres, à celle qui synthétise la vitamine K.

SOURCES ÉLEVÉES EN VITAMINE K (aucun chiffre disponible)

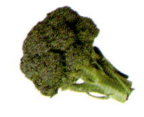

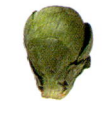

BROCOLIS   CHOU DE BRUXELLES   CHOU VERT   YAOURT   LUZERNE

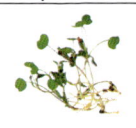

VITAMINE K

SUPPLÉMENTATION

Il n'existe pas d'AJR pour la vitamine K. Cette dernière est synthétisée par le côlon. Toutefois, l'alimentation apporte 60 à 80 µg de vitamine K par jour, ce qui correspond à une portion de choux de Bruxelles.

MISE EN GARDE

Une dose massive de vitamine K provoquerait parfois la lyse (c'est-à-dire l'éclatement) des globules rouges. Comme les anticoagulants sous forme de comprimés sont des antivitamines K, il faudrait éviter dans ce cas toute interaction avec la vitamine K naturelle.
De fortes doses de vitamine K peuvent entraîner des dommages au foie et causer, entre autres problèmes, une jaunisse chez le nouveau-né et l'enfant.

THÉRAPEUTIQUE

● **OSTÉOPOROSE**
Dans certains cas, surtout chez les femmes ménopausées, on a constaté une carence en vitamine K responsable d'une fixation insuffisante du calcium sur la structure osseuse, et facile à pallier afin de réduire le risque de fractures, problème courant chez les personnes âgées.

● **SAIGNEMENTS IMPORTANTS**
Chez les femmes aux règles trop importantes, un apport en vitamine K atténuerait les hémorragies.

● **MÉNOPAUSE**
Les femmes ménopausées perdent moins de calcium par les urines avec un apport en vitamine K, qui améliore, de plus, la fixation du calcium dans les os.

● **GROSSESSE**
Les femmes enceintes qui souffrent de nausées et de vomissements seraient carencées.
Un apport quotidien de 5 mg associé à 25 mg de vitamine C pourrait résoudre ce problème en 72 heures.

● **DÉVELOPPEMENT DU NOURRISSON**
Une faible dose de vitamine K aurait tendance à favoriser la mise en route du mécanisme de coagulation et réduirait ainsi les risques d'hémorragie interne ou externe.

INDICATIONS

Un apport en vitamine K est nécessaire :
en cas de traitement prolongé à base de warfarine, un fluidifiant du sang (la vitamine K n'est plus synthétisée dans le colon) ; chez les nouveau-nés qui en reçoivent tous un peu à la naissance ; en cas de colite, de maladie cœliaque ou de Crohn et de tout problème d'absorption ; suite à des hémorragies ou à une intervention chirurgicale.
Les symptômes suivants indiquent peut-être une carence en vitamine K :
○ DIARRHÉES CHRONIQUES
○ SAIGNEMENTS SPONTANÉS
○ SAIGNEMENTS LONGS À CESSER

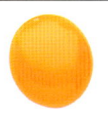

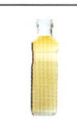

JAUNE D'ŒUF | HUILE DE SAFRAN | HUILE DE SOJA | HUILE DE FOIE DE POISSON | VARECH

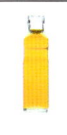

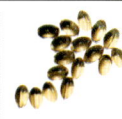

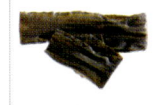

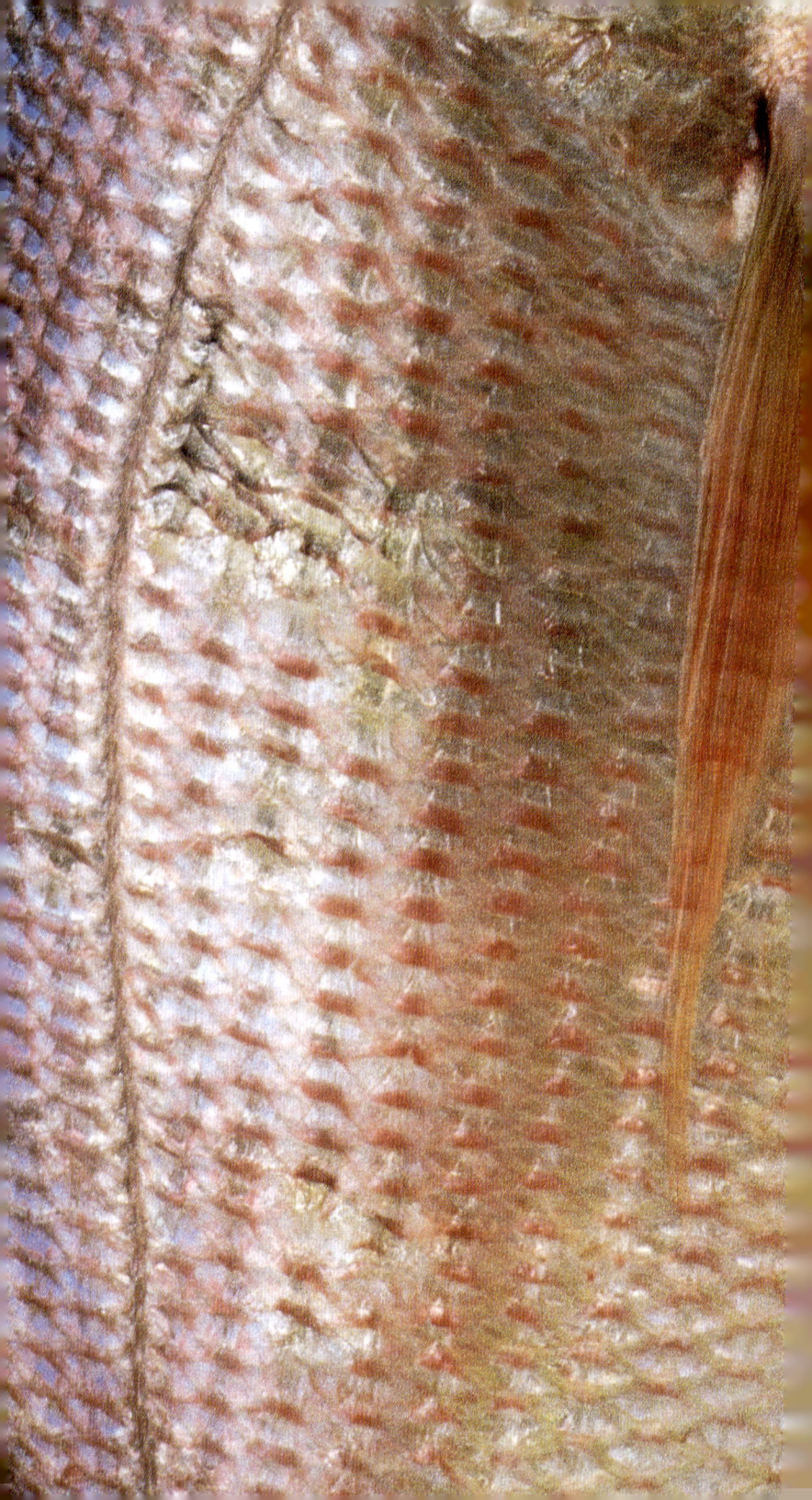

Guide des Minéraux

Ces substances non organiques, présentes dans des roches ou des minerais, arrivent dans notre assiette par le biais de plantes ou d'animaux qui les ont absorbées. Ce guide vous indique toutes les fonctions de ces sels minéraux, souvent essentiels à notre santé.

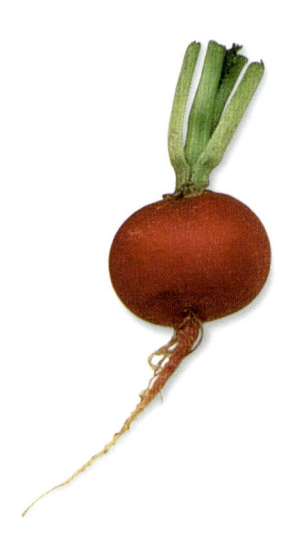

CALCIUM

Solidité des os chez l'adolescent ◆ Ostéoporose ◆ Crampes aux jambes ◆ Syndrome prémenstruel

LAIT DEMI-ÉCRÉMÉ

NOMS CHIMIQUES

- CARBONATE DE CALCIUM
- GLUCONATE DE CALCIUM
- CHLORURE DE CALCUIM
- LACTATE DE CALCIUM
- PHOSPHATE DE CALCIUM
- PIDOLATE DE CALCIUM
- GLUBIONATE DE CALCIUM

PRÉSENTATIONS

- COMPRIMÉS
- GÉLULES, CAPSULES
- POUDRE
- SIROP
- SOLUTION INJECTABLE

AJR* POUR L'ADULTE

- 800 mg

*AJR : Apports journaliers recommandés

PROPRIÉTÉS

Près de 99 % du calcium (Ca) se trouve dans les os et les dents, assurant leur croissance et leur solidité. Le 1 % restant, réparti dans les tissus et les liquides du corps, joue un rôle dans la contraction musculaire et la coagulation du sang.

OPTIMISATION

La vitamine D est connue pour favoriser l'absorption du calcium, de même que les acides gras essentiels des huiles d'onagre et de poisson.

INHIBITION

Le phytate, présent dans les épinards, les légumes secs, certains types de noix et les céréales complètes, de même que l'oxalate, dans la rhubarbe, se lient dans le système digestif au calcium, empêchant son assimilation. Un apport important de magnésium ou de phosphore (dans les sodas au cola) perturbe également l'équilibre en calcium.

SOURCES ÉLEVÉES EN CALCIUM, en mg/100 g d'aliment

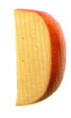

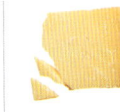

ÉDAM	FROMAGE À PÂTE DURE	GRAINES DE SÉSAME	SARDINES À L'HUILE	TOFU À LA VAPEUR
770 mg	720 mg	670 mg	550 mg	510 mg

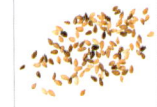

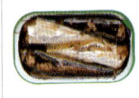

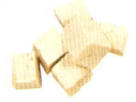

CALCIUM

SUPPLÉMENTATION

Chez l'adulte, les AJR en calcium (800 mg par jour) correspondent à une petite boîte de sardines entières plus un grand verre de lait demi-écrémé. La fixation du calcium est meilleure si celui-ci est combiné à un acide aminé. Les compléments pris le soir ou associés à de l'huile d'onagre ou de poisson favoriseraient la minéralisation osseuse. De plus, ces huiles permettraient de diminuer la perte de calcium par les urines. L'apport optimal recommandé par les nutritionnistes et, aux États-Unis, par de nombreux médecins spécialistes dans la lutte contre l'ostéoporose, est supérieur aux AJR, soit 1 500 mg par jour. La limite à ne pas dépasser est de 1 500 mg par jour à long terme et de 1 900 mg par jour à court terme.

ASSOCIATION

La supplémentation la plus efficace consiste à combiner le calcium avec de la vitamine D.

MISE EN GARDE

La fixation du calcium étant étroitement régulée par l'organisme, il ne faut pas prolonger trop longtemps une prise quotidienne de 1 500 mg car le calcium, accumulé dans le sang et les tissus, risquerait de se déposer dans les reins, sous la forme de calculs, et sur la paroi des artères, entraînant leur calcification.

THÉRAPEUTIQUE

● **OSTÉOPOROSE**
Chez l'adolescent, un apport de 800 mg par jour pourrait améliorer la densité osseuse. Cette dose aiderait à consolider les os lors de poussées de croissance, ce qui renforcerait leur solidité pour toute la vie, et réduirait le risque ultérieur d'ostéoporose, à savoir de fractures chez les personnes âgées.

● **DIMINUTION DE LA PERTE OSSEUSE CHEZ LA PERSONNE ÂGÉE**
Chez la femme ménopausée, un apport de 400 mg par jour diminuerait la perte de matière osseuse.

● **SYNDRÔME PRÉMENSTRUEL**
Un complément à base de calcium et de magnésium soulagerait les douleurs dues à ce syndrome. Un apport de 1 g par jour serait bénéfique aux œdèmes par rétention d'eau.

● **CRAMPES MUSCULAIRES AUX JAMBES**
Un apport de 600 mg, pris le soir, diminuerait les crampes aux jambes. Les femmes enceintes pourraient aller jusqu'à 1 g par jour.

INDICATIONS

Les enfants et les adolescents mangeant peu de produits laitiers peuvent être carencés, tout comme les personnes qui suivent un régime amaigrissant ou consomment peu de produits laitiers, les végétaliens et les femmes ménopausées. Une carence peut aussi provoquer des :
○ COURBATURES ET DOULEURS MUSCULAIRES
○ CONTRACTIONS MUSCULAIRES
○ SPASMES MUSCULAIRES
○ CRAMPES MUSCULAIRES
○ DÉMINÉRALISATION DES OS

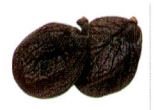

FIGUES SÈCHES
250 mg

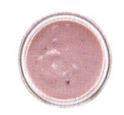

YAOURT AUX FRUITS
150 mg

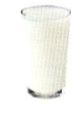

LAIT ENTIER
115 mg

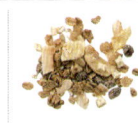

MÜESLI
110 mg

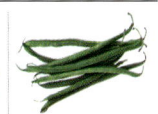

HARICOTS VERTS
33 mg

CHAPITRE 2 : GUIDE DES MINÉRAUX

CHROME

Glycémie ◆ Cholestérol

◆ Régime amincissant

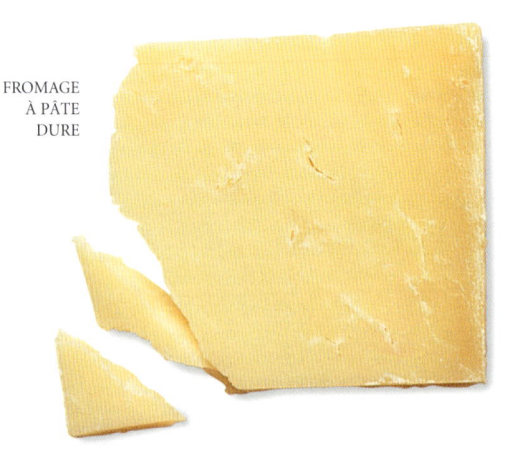

FROMAGE À PÂTE DURE

NOMS CHIMIQUES

- CHLORURE DE CHROME
- CHROME ÉLÉMENT

PRÉSENTATIONS

- COMPRIMÉS
- GÉLULES
- CAPSULES
- SOLUTION BUVABLE
- LEVURE DE BIÈRE REVIVIFIABLE

AJR* POUR L'ADULTE

- AUCUNE DOSE N'A ÉTÉ ÉTABLIE

*AJR : Apports journaliers recommandés

PROPRIÉTÉS

Le Chrome (Cr) favoriserait l'action de l'insuline, cette hormone qui régule le taux de sucre circulant dans le sang, et jouerait un rôle dans le stockage des lipides. Il aiderait au contrôle de la glycémie (taux de sucre dans le sang) chez les diabétiques et contribuerait souvent à perdre du poids.

OPTIMISATION

La vitamine B3 et trois acides aminés (glycine, acide glutamique et cystine) favoriseraient son absorption.

INHIBITION

Les additifs alimentaires et les pesticides s'opposeraient au chrome, et un excès de sucre augmenterait la déperdition par les urines.

SUPPLÉMENTATION

Il n'existe pas d'AJR pour le chrome, mais l'apport conseillé serait de 25 µg par jour chez l'adulte et de 0,1 à 1 µg par jour

SOURCES ÉLEVÉES EN CHROME (aucun chiffre disponible)

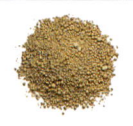

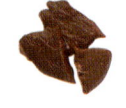

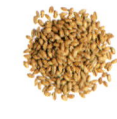

| LEVURE DE BIÈRE | VIANDE | CÉRÉALES COMPLÈTES | HARICOT SEC | NOIX |

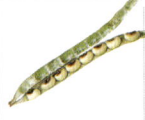

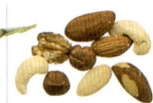

CHROME

chez l'enfant et l'adolescent – la limite maximale quotidienne étant de 200 µg à long terme et de 300 µg à court terme. Les nutritionnistes recommandent un apport quotidien de 100 µg chez l'adulte, pouvant aller jusqu'à 200 µg pour un but curatif.

MISE EN GARDE

Le chrome est toxique si l'apport quotidien atteint plusieurs grammes.

THÉRAPEUTIQUE

● DIMINUTION DU TAUX DE CHOLESTÉROL

On constate parfois un manque de chrome en cas d'artères bouchées, pouvant entraîner des problèmes cardiaques. Lorsque le taux de cholestérol est trop élevé, un apport de 200 µg par jour diminuerait le niveau du « mauvais » cholestérol ou LDL.

● DIABÈTE

Les diabétiques ont souvent une glycémie supérieure à la normale, d'où des risques de complication, avec l'âge, tels que : atteintes nerveuses aux mains et aux pieds, athérosclérose, problèmes cardiaques ou troubles de la vision. Selon des études, un apport quotidien de 200 µg diminuerait jusqu'à 18 % le taux de sucre dans le sang.

● HYPOGLYCÉMIE

Chez des femmes hypoglycémiées (c'est-à-dire celles qui manquent de sucre dans le sang), un apport de 200 µg par jour aurait guéri l'anxiété, l'état d'excitation et l'excès de transpiration dont elles souffraient. Un apport en chrome peut aider à corriger une carence due à l'alimentation ou à l'incapacité de métaboliser cet oligo-élément.

● GLAUCOME

Il existerait un lien entre le glaucome, dû à une hypertension dans les yeux provoquant des taches aveugles voire la cécité, et une carence en chrome. Une supplémentation serait donc, dans ce cas, particulièrement bénéfique.

● BOULIMIE

Des apports accrus en chrome seraient efficaces en cas d'envie de sucré et de fringale, et permettraient de perdre du poids.

INDICATIONS

Les personnes stressées, âgées de 55 ans et plus, celles qui font régulièrement du sport, souffrent de traumatismes, consomment de nombreux plats préparés, présentent un déséquilibre de leur taux de sucre dans le sang ou encore ont tendance à prendre du poids, peuvent être carencées en chrome. Les symptômes suivants sont parfois révélateurs :

○ DÉSÉQUILIBRE DU TAUX DE SUCRE DANS LE SANG
○ VERTIGES ET IRRITABILITÉ 6 HEURES APRÈS UN REPAS
○ BESOIN DE REPAS FRÉQUENTS
○ ÉTAT DE SOMNOLENCE
○ SOIF EXCESSIVE
○ ENVIE FORTE DE SUCRE
○ TAUX DES LIPIDES DANS LE SANG TROP ÉLEVÉ

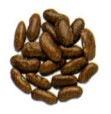

| HARICOTS ROUGES | HARICOTS DE SOJA | HARICOTS AZUKI | PETITS POIS | CACAHUÈTES |

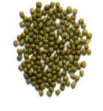

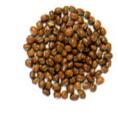

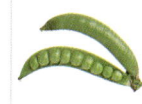

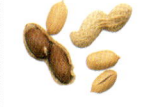

CHAPITRE 2 : GUIDE DES MINÉRAUX

CUIVRE

Cholestérol ◆ Ostéoporose
◆ Polyarthrite rhumatoïde

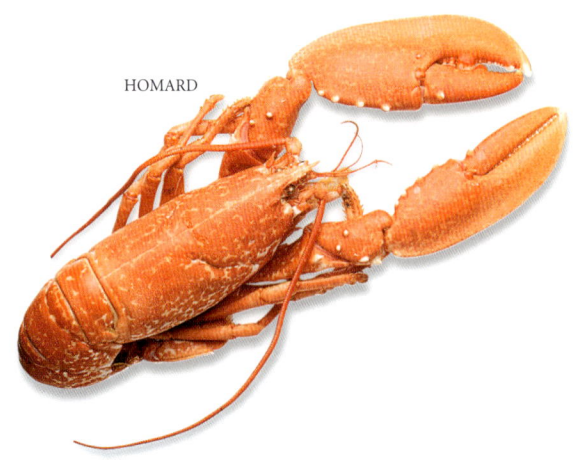

HOMARD

NOMS CHIMIQUES

- GLUCONATE DE CUIVRE
- PIDOLATE DE CUIVRE
- SULFATE DE CUIVRE

PRÉSENTATIONS

- COMPRIMÉS
- SOLUTION BUVABLE
- SOLUTION SUBLINGUALE
- SOLUTION INJECTABLE

AJR* POUR L'ADULTE

- AUCUNE DOSE N'A ÉTÉ ÉTABLIE

*AJR : Apports journaliers recommandés

PROPRIÉTÉS

Le cuivre (Cu) favoriserait un grand nombre de réactions dans l'organisme, notamment la synthèse de l'hémoglobine, ce pigment qui transporte l'oxygène, en aidant à fixer les atomes de fer ; la formation de la tyrosine, un acide aminé impliqué dans la couleur de la peau et des cheveux ; l'activité de nombreuses protéines nécessaires à la croissance ; le bon fonctionnement du système nerveux ; l'utilisation de l'énergie ; et le contrôle de la réaction inflammatoire.

OPTIMISATION

Son assimilation, généralement bonne, décroît avec l'âge. On peut noter que les végétariens manquent souvent de chrome.

INHIBITION

Un excès de zinc ou une utilisation prolongée d'antiacides (en cas de troubles gastriques, c'est-à-dire, à l'estomac) s'opposent au cuivre.

SOURCES ÉLEVÉES EN CUIVRE, en mg/100 g d'aliment

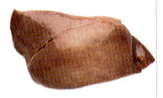

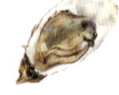

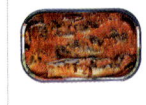

FOIE DE VEAU	HUÎTRE	SARDINES À LA TOMATE	GRAINES DE TOURNESOL	CRABE
11 mg	7,5 mg	2,4 mg	2,27 mg	1,77 mg

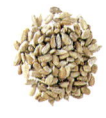

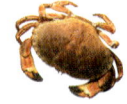

CUIVRE

SUPPLÉMENTATION

Il n'existe pas d'apport journalier recommandé pour le cuivre, mais on conseille une dose quotidienne de 1,2 mg, ce qui correspond à la consommation de 60 g de sardines.

Les nutritionnistes recommandent un apport égal à 2 mg par jour, et 5 mg par jour en cas de carence (rare dans la réalité). Le cuivre est souvent présent, à des doses de 1 à 2 mg, dans les complexes minéro-vitaminiques.

MISE EN GARDE

Le cuivre peut déclencher des migraines chez les personnes qui y sont sensibles. L'excès, rare mais toxique, est possible avec des conduites d'eau en cuivre et peut se manifester sous la forme de : diarrhées, vomissements, accumulation de cuivre dans le foie, schizophrénie, ostéoporose, fractures des os et stockage plus faible du manganèse dans l'organisme.

THÉRAPEUTIQUE

● **MALADIES CARDIO-VASCULAIRES**
Un manque de cuivre pourrait être associé à une augmentation du « mauvais » cholestérol ou LDL, avec diminution associée du « bon » cholestérol ou HDL. Une telle carence peut constituer, de ce fait, un facteur favorisant le déclenchement de problèmes cardio-vasculaires.

● **INFECTION**
Les défenses immunitaires seraient moins efficaces en cas de manque en cuivre, d'où des risques accrus d'infection.

● **OSTÉOPOROSE**
Le taux de cuivre dans le sang serait directement lié à la densité osseuse. Une carence, même minime, pourrait déclencher voire aggraver l'ostéoporose, facile à pallier avec une supplémentation.

● **POLYARTHRITE RHUMATOÏDE**
En cas de polyarthrite rhumatoïde, un traitement à court terme à base de cuivre, efficace contre la fièvre et l'inflammation, améliorerait ainsi la mobilité des articulations.

INDICATIONS

Les carences sont rares (le cuivre étant parfois apporté par les conduites d'eau et les chaudrons en cuivre), mais les personnes de 55 ans et plus ou qui prennent des doses massives de zinc ont parfois besoin d'une légère supplémentation. Les médecins prescrivent parfois du cuivre aux prématurés et aux nouveau-nés que l'on aurait alimentés, par erreur, avec du lait de vache. Les symptômes suivants révèlent peut-être une carence en cuivre :
○ TROUBLES DE L'ALIMENTATION ET DE LA CROISSANCE CHEZ LE NOUVEAU-NÉ
○ ANÉMIE PAR MANQUE DE FER
○ FATIGUE
○ CHANGEMENT DE LA COULEUR DES CHEVEUX
○ MODIFICATION DE LA PIGMENTATION DE LA PEAU

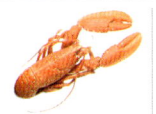

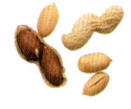

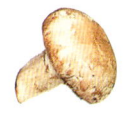

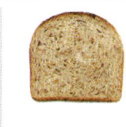

HOMARD	CACAHUÈTES	CHAMPIGNON	PAIN COMPLET	PRUNEAUX
1,35 mg	1,2 mg	0,4 mg	0,26 mg	0,14 mg

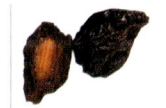

CHAPITRE 2 : GUIDE DES MINÉRAUX

Fluor

Carie dentaire ◆ Solidité des os

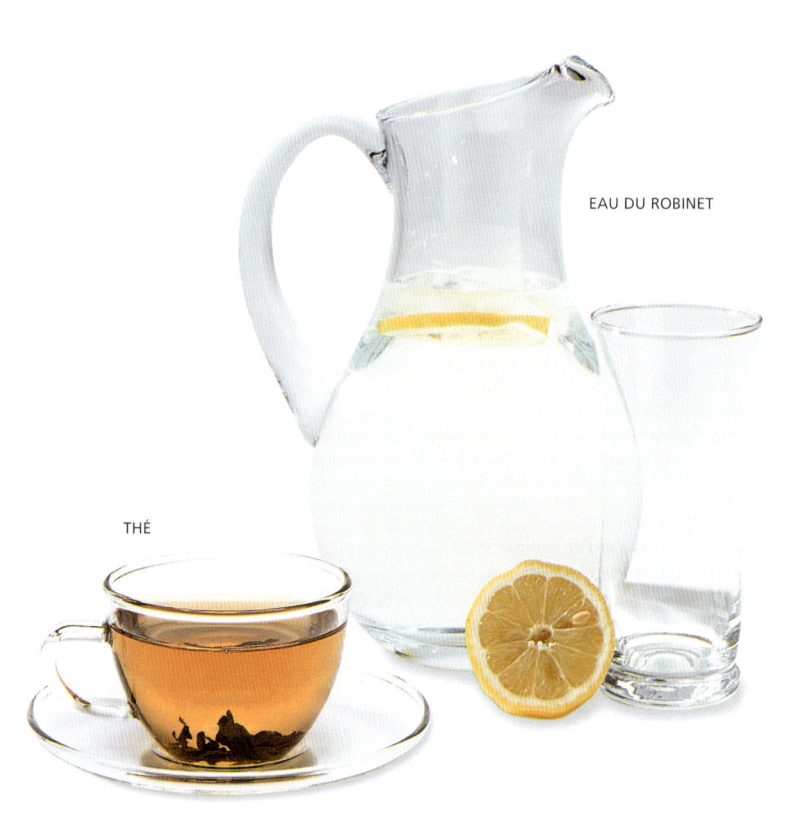

EAU DU ROBINET

THÉ

NOMS CHIMIQUES

- FLUORURE DE SODIUM
- FLUORURE DE CALCIUM

PRÉSENTATIONS

- COMPRIMÉS
- GOUTTES
- SOLUTION SUBLINGUALE
- SOLUTION INJECTABLE
- DENTIFRICE

AJR* POUR L'ADULTE

- AUCUNE DOSE N'A ÉTÉ ÉTABLIE

*AJR : Apports journaliers recommandés

PROPRIÉTÉS

Le fluor (F) se fixe aux os et à l'émail des dents, participant à leur solidité. Chez le jeune enfant, il contribue à prévenir les caries sur les dents en formation ou en place. Un adulte consommerait en moyenne 1,8 mg de fluor par jour, dont 25 % proviendraient de l'alimentation et le restant du thé et autres boissons à base d'eau du robinet. Cet apport s'élève à 2,9 mg par jour lorsque l'eau a été enrichie en fluor, sur la base d'une consommation quotidienne de 1,1 litre d'eau.
Chez l'enfant, il ne faudrait jamais dépasser 0,05 mg par kg et par jour. Attention, car l'eau du robinet utilisée pour faire la cuisine augmente la teneur en fluor des plats ainsi préparés.

FLUOR

OPTIMISATION

Les phosphates et les sulfates amélioreraient la fixation du fluor et son assimilation par l'organisme.

INHIBITION

Le magnésium, le calcium et l'aluminium s'opposeraient au fluor, tout comme l'utilisation prolongée d'antiacides à base de sels d'aluminium, contre les troubles de l'estomac.

SUPPLÉMENTATION

Chez l'enfant, le fluor préviendrait efficacement les caries, mais ce traitement doit être prescrit et suivi par un médecin ou un dentiste. Les bains de bouche et les dentifrices riches en fluor apportent, eux aussi, du fluor. Ce minéral est essentiellement apporté par le thé et l'eau – et, d'une manière générale, par toutes les boissons préparées à base d'eau du robinet, comme, par exemple, le café. La consommation de poisson (comme les sardines) avec les arêtes ne fournirait, par exemple, que 25 % des besoins quotidiens nécessaires. En fait, l'eau du robinet, les bains de bouches et les dentifrices au fluor fournissent, à eux seuls, les apports nécessaires.

MISE EN GARDE

On appelle « ostéopathie fluorée » la maladie qui résulte d'une toxicité par excès de fluor. Une altération de l'émail des dents, avec des taches blanc crayeux sur leur surface, est révélatrice. Ce problème affecte surtout les enfants des régions où l'eau est enrichie en fluor, et ceux qui avalent trop de fluor par les dentifrices et bains de bouche. Chez l'adulte, une dose massive de 0,5 à 2,6 g par jour, sur une courte période, suffit pour provoquer un état dépressif voire une altération des os et des ligaments, parfois fatale. Cela étant, il ne faudrait pas oublier le rôle protecteur du fluor contre les caries : celui-ci renforce l'émail et s'oppose aux attaques acides.

THÉRAPEUTIQUE

● **CARIE DENTAIRE**
Boire, dès la naissance, de l'eau riche en fluor protégerait efficacement contre les caries.
Le thé aurait ce même pouvoir à la condition de le boire non sucré, le sucre ayant un effet inhibant.
Il est à noter que certains thés, comme les thés chinois, sont plus riches en fluor que d'autres.

● **OSTÉOPOROSE**
L'ostéoporose serait moins fréquente dans les régions où l'eau est riche en fluor, ce qui laisse penser qu'il existerait un lien de cause à effet. D'après des études en cours sur les bienfaits potentiels du fluor, cet oligo-élément s'opposerait peut-être à la perte de matière osseuse, permettant aux os de conserver leur densité.

● **OREILLE INTERNE**
Chez la personne âgée, la surdité est souvent liée à des poussées d'os dans l'oreille interne.
Un apport de 16 mg de fluorure de sodium, à prendre sous surveillance médicale, peut parfois stopper cette croissance osseuse et constituerait, par conséquent, un traitement efficace contre la surdité associée.

INDICATIONS

Un apport en fluor ne peut se faire que sur prescription médicale. Dans les régions où l'eau n'est pas enrichie en fluor, les enfants prennent parfois une faible supplémentation. Les signes suivants révèlent parfois une carence, rare :
○ ALTÉRATION DE L'ÉMAIL
○ FRAGILITÉ DES OS

CHAPITRE 2 : GUIDE DES MINÉRAUX

FER

Fatigue ◆ Concentration

◆ Douleurs menstruelles ◆ Tonus de la peau

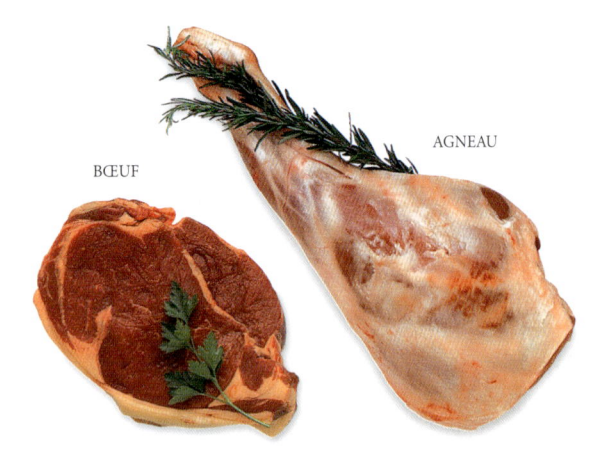

BŒUF

AGNEAU

NOMS CHIMIQUES

- ASCORBATE FERREUX
- CHLORURE FERREUX
- FUMARATE FERREUX
- SULFATE FERREUX
- FFRÉDÉTATE FERREUX

PRÉSENTATIONS

- COMPRIMÉS
- GÉLULES
- SIROP
- SOLUTION BUVABLE

AJR* POUR L'ADULTE

- 14 mg

*AJR : Apports journaliers recommandés

PROPRIÉTÉS

Le fer (Fe) entre pour 60 % à 70 % dans la composition de l'hémoglobine, ce pigment qui donne sa couleur au sang et permet d'apporter l'oxygène aux cellules du corps. Le fer restant se retrouve dans le foie, la rate, la moelle osseuse et les muscles.

OPTIMISATION

Le fructose, un sucre de fruit, et la vitamine C favorisent l'absorption du fer présent dans des sources alimentaires comme les graines et les noix.

INHIBITION

Le tanin du thé, qui donne à celui-ci son goût astringent, peut se lier au fer, réduisant ainsi l'absorption du fer par le sang, via le système digestif.
De même, un excès de calcium et le phytate, présent dans les céréales complètes (surtout le son) et les épinards, ont un effet similaire, tout comme une protéine spécifique

SOURCES ÉLEVÉES EN FER, en mg/100 g d'aliment

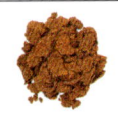

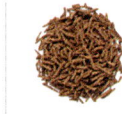

FIBRES DE SON	FIBRES DE SON DE BLÉ COMPLET	GRAINES DE SÉSAME	RÔTI DE GIBIER	SARDINES À LA TOMATE
20 mg	12 mg	10,4 mg	7,8 mg	4,6 mg

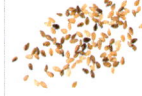

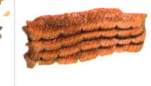

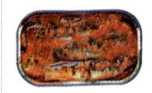

FER

présente dans les œufs. Le tanin du millepertuis (voir p. 111), les antiacides et la tétracycline, prescrite en cas d'infection ou d'acné s'opposeraient également à l'assimilation du fer.

SUPPLÉMENTATION

Chez l'adulte, les apports journaliers recommandés en fer (14 mg par jour) correspondent à un bol de céréales enrichies en fer, une poignée d'abricots secs et un bifteck. Les nutritionnistes recommandent 15 mg par jour, pouvant aller jusqu'à 25 mg en cas d'anémie ou autre trouble lié à une carence en fer. Un apport de 80 mg sur une courte période ne présente aucun danger, mais la limite supérieure à ne pas dépasser est de 15 mg à long terme.

MISE EN GARDE

Une dose massive de fer prise de manière prolongée peut s'avérer préjudiciable à la santé, en particulier chez le jeune enfant. Chez l'adulte, des doses massives de fer entraîneraient une accélération du processus de vieillissement avec le risque, associé, de problème cardio-vasculaire et d'infection. Le risque est même mortel en cas de dose égale à 100 g.

THÉRAPEUTIQUE

- **ANÉMIE PAR MANQUE DE FER**
En cas de diagnostic d'anémie par manque de fer, il suffit de prescrire un traitement à base de fer.

- **CONCENTRATION**
Une supplémentation égale aux apports journaliers recommandés améliorerait la concentration intellectuelle, en particulier chez les adolescentes dont l'alimentation pauvre en fer.

- **DOULEURS PRÉMENSTRUELLES**
Des études récentes tendent à démontrer qu'un apport en fer soulagerait les douleurs associées aux règles.

- **FATIGUE**
Une fatigue, plus ou moins sévère, associée à une carence en fer serait améliorée en prenant une supplémentation égale aux apports journaliers recommandés.

INDICATIONS

Un apport en fer est conseillé aux femmes qui veulent un enfant (surtout si leur alimentation est pauvre en viande voire végétarienne), aux femmes sur le point d'accoucher, aux végétariens et aux végétaliens, aux personnes récemment opérées et aux personnes âgées qui s'alimentent peu, surtout si elles boivent beaucoup de thé. Les symptômes suivants révèlent peut-être une carence en fer :
○ FATIGUE PLUS OU MOINS SÉVÈRE
○ MAUVAISE CONCENTRATION
○ MAUX DE TÊTE
○ CHUTE DE CHEVEUX
○ MANQUE DE SOUFFLE
○ ONGLES FRAGILES, STRIÉS ET CASSANTS
○ TEINT PÂLE
○ PERTE DE L'APPÉTIT
○ INFECTIONS À RÉPÉTITION

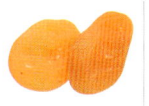

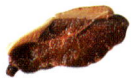

ABRICOTS SECS	BIFTECK GRILLÉ	CRABE EN BOÎTE	THON EN BOÎTE	RÔTI D'AGNEAU
3,4 mg	3,4 mg	2,8 mg	1,6 mg	1,5 mg

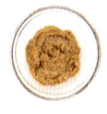

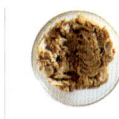

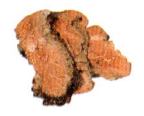

CHAPITRE 2 : GUIDE DES MINÉRAUX

IODE

Goitre thyroïdien ◆ Seins douloureux ◆ Cancer du sein

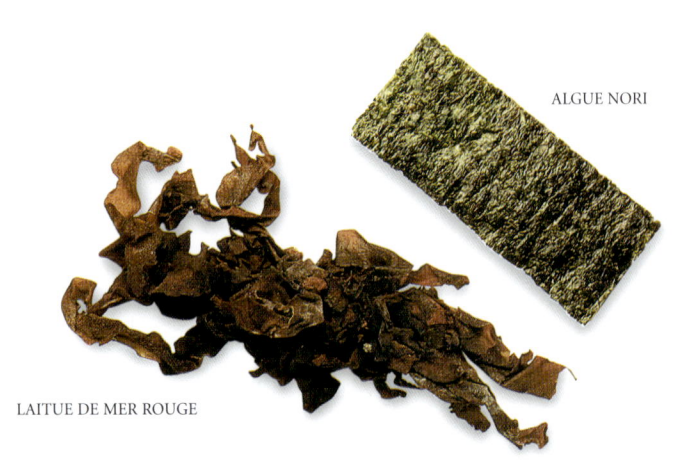

ALGUE NORI

LAITUE DE MER ROUGE

NOMS CHIMIQUES

- IODE

PRÉSENTATIONS

- SIROP
- TEINTURE D'IODE
- HUILE IODÉE
- VARECH

AJR* POUR L'ADULTE

- 150 µg

*AJR : Apports journaliers recommandés

PROPRIÉTÉS

Notre corps, qui possède environ 8 mg d'iode (I), en renferme environ 64 % dans la glande thyroïde (située au cou). L'iode est impliqué dans la synthèse des deux hormones thyroïdiennes (tri-iodothyronine ou T3 et tétra-iodothyronine ou thyroxine ou T4) qui régulent notre métabolisme – dont la vitesse à laquelle les calories sont brûlées. Il intervient aussi dans la cohésion du tissu conjonctif (tendons et ligaments). Il est indispensable à la croissance du fœtus et au bon développement cérébral de l'enfant (risque de crétinisme).

OPTIMISATION

Le sélénium facilite la conversion d'iode en T3 ou T4 (c'est-à-dire en hormones thyroïdiennes) et contribue ainsi à son efficacité. La vitamine A, quant à elle, participe au bon fonctionnement de la glande thyroïde.

SOURCES ÉLEVÉES EN IODE, en µg/100 g d'aliment

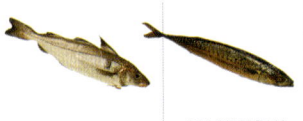

HADDOCK	MAQUEREAU FUMÉ	MOULE	MORUE	HOMARD
250 µg	150 µg	120 µg	110 µg	100 µg

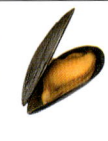

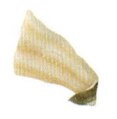

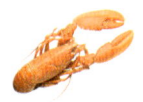

IODE

INHIBITION

Les brassicacées (surtout les choux et les navets) contiennent du glucosinolate qui s'oppose à T3 et T4 (c'est-à-dire aux hormones thyroïdiennes).
Les cacahuètes, la farine de manioc et les haricots de soja empêchent également l'action de la thyroïde.
Les antidépresseurs à base de cobalt et de lithium diminuent l'apport en iode. Les fluorures de sodium et de calcium affecteraient parfois l'utilisation de l'iode par l'organisme.

SUPPLÉMENTATION

Chez l'adulte, les AJR en iode (150 µg par jour) correspondent à 100 g de maquereau ou à l'apport en iode d'un complément minéro-vitaminique fortement dosé. La limite supérieure est de 700 µg à court terme et de 500 µg à long terme. On peut prendre sans risque une supplémentation destinée à apporter 100 % des AJR ; au-delà, il faut demander l'avis d'un médecin. De même, les compléments à base de varech constituent une autre source d'iode.

MISE EN GARDE

Des doses massives sont parfois toxiques pour la glande thyroïde et risquent d'entraîner un goitre voire un cancer thyroïdien. Un apport élevé en iode est contre-indiqué chez les femmes enceintes ou les personnes souffrant d'acné (risque d'aggravation des problèmes de peau). Demandez toujours conseil à votre médecin avant de prendre un apport renfermant plus de 100 % des apports journaliers recommandés en iode (AJR).

THÉRAPEUTIQUE

● **GOITRE THYROÏDIEN**
L'hypertrophie de la thyroïde, ou goitre, est révélatrice d'une carence en iode. En cas de goitre léger, celui-ci sera rapidement traité par un simple apport d'iode. En revanche, un goitre sévère nécessitera un traitement à base de thyroxine voire une ablation chirurgicale.

● **SEINS DOULOUREUX**
En cas de seins douloureux et noduleux, un apport accru en iode améliorait la douleur et la formation des kystes bénins aux seins.

● **CANCER DU SEIN**
Les lésions précancéreuses du sein seraient dues à une carence en iode et pourraient éventuellement être guéries grâce à une supplémentation.

● **PROBLÈMES DE POIDS**
Un apport égal à 100 % des apports journaliers recommandés (AJR) stimulerait l'action de la thyroïde, ce qui permettrait de perdre du poids.

INDICATIONS

Une alimentation pauvre en produits laitiers, en poisson et en fruits de mer ou trop riche en chou cru entraînerait un manque d'iode.
Les symptômes suivants sont parfois révélateurs d'une carence :
○ FATIGUE
○ MAINS ET PIEDS FROIDS
○ TROUS DE MÉMOIRE
○ FAIBLESSE MUSCULAIRE
○ SEINS DOULOUREUX
○ HYPERTROPHIE DE LA THYROÏDE

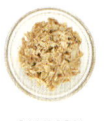

SAUMON EN BOÎTE	HARENG	CREVETTE	TRUITE (À LA VAPEUR)	LAIT
59 µg	29 µg	28 µg	16 µg	15 µg

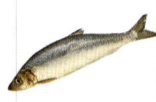

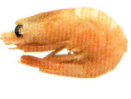

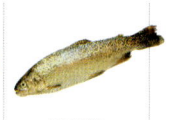

CHAPITRE 2 : GUIDE DES MINÉRAUX

POTASSIUM

Tension artérielle ◆ Infarctus

◆ Crampes musculaires

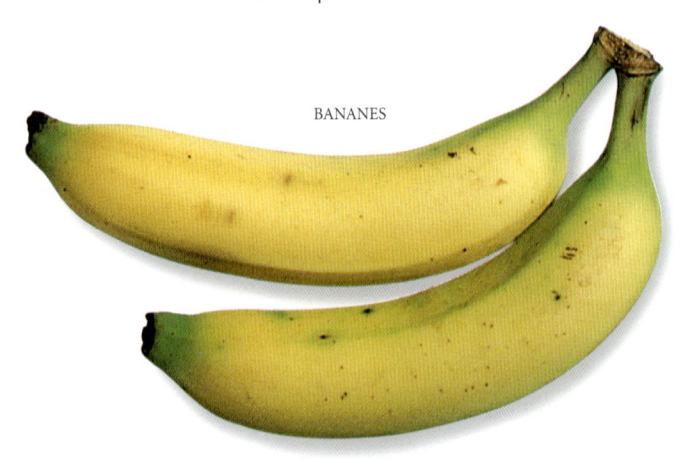

BANANES

NOMS CHIMIQUES

- GLUCONATE DE POTASSIUM

PRÉSENTATIONS

- GÉLULES
- SIROP
- SOLUTION BUVABLE
- SOLUTION INJECTABLE

AJR* POUR L'ADULTE

- AUCUNE DOSE N'A ÉTÉ ÉTABLIE

*AJR : Apports journaliers recommandés

PROPRIÉTÉS

Le potassium (K) est indispensable au bon fonctionnement des muscles et des nerfs. En outre, il participe à l'équilibre acido-basique des liquides dans l'organisme. L'essentiel se trouve à l'intérieur des différentes cellules où il est étroitement associé au sodium qui est, quant à lui, à l'extérieur des cellules. Il évite également la déperdition de calcium par les urines.

OPTIMISATION

Le potassium, présent dans de nombreux fruits et légumes, est généralement bien absorbé par l'organisme.

INHIBITION

Un excès d'alcool ou de de sodium, par le sel ou les aliments préparés *(voir pp. 74-75)*, entraîne une fuite du potassium. Les diurétiques, prescrits pour améliorer les œdèmes par rétention d'eau, et les corticoïdes, anti-inflammatoires, s'opposent eux aussi au potassium.

SOURCES ÉLEVÉES EN POTASSIUM, en mg/100 g d'aliment

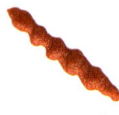

CONCENTRÉ DE TOMATE	ÉPINARDS	PANAIS	RADIS	CRESSON
1 150 mg	500 mg	450 mg	240 mg	230 mg

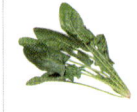

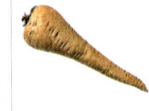

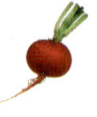

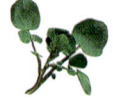

POTASSIUM

SUPPLÉMENTATION

Il n'existe pas d'apport journalier recommandé en potassium, mais on estime, cependant, qu'il faudrait un apport quotidien de 3 500 mg. Cela correspond à deux bananes, une part de melon d'Espagne, huit abricots, deux oranges ou un poivron rouge. Chez l'adulte, l'apport conseillé est de 200 mg par jour, et de 3 500 mg par jour pour un but curatif. Toute supplémentation doit être prescrite par un médecin (sous forme de gluconate de potassium ou de levure de bière).

MISE EN GARDE

Une dose quotidienne supérieure à 17,6 g peut s'avérer toxique. Les personnes diabétiques devraient éviter toute supplémentation, si ce n'est sur avis médical. Par ailleurs, tout apport en potassium provoque la fuite de magnésium, indispensable à la solidité des os et des dents.

THÉRAPEUTIQUE

● **TROUBLES CARDIAQUES**
L'insuffisance cardiaque chronique, caractérisée par une incapacité du cœur à propulser correctement le sang aux organes, serait souvent liée à un manque de potassium. De même, la tachycardie (accélération du rythme cardiaque) résulte parfois d'une carence en potassium.

● **CALCULS RÉNAUX**
Une alimentation riche en potassium favoriserait la perte de calcium par les urines et, de ce fait, le risque de calculs rénaux.

● **INFARCTUS**
On aurait constaté, en cas d'apport accru en potassium, une diminution du risque de décès par arrêt cardiaque.

● **TENSION ARTÉRIELLE TROP ÉLEVÉE**
L'hypertension serait liée à une carence en potassium. Une supplémentation pallierait toutes les causes d'hypertension, que cette dernière soit traitée par des diurétiques ou d'autres types de médicaments.

● **CRAMPES MUSCULAIRES**
Les sels de potassium seraient efficaces en cas de crampes musculaires à répétition causées soit par une alimentation pauvre en potassium soit par une perte accrue des sels minéraux de l'organisme.

INDICATIONS

Le potassium, courant dans notre alimentation, est rarement source de carence si ce n'est parfois chez les personnes âgées qui mangent peu de fruits et de légumes. Le manque de potassium est plus fréquent en cas de vomissements ou de diarrhées chroniques, de sueurs intenses, d'hémorragies, de prise régulière de diurétique ou de laxatif, et parfois avec les symptômes suivants :
○ FAIBLESSE MUSCULAIRE
○ DÉSORIENTATION
○ IRRITABILITÉ
○ CONFUSION
○ DÉPRESSION

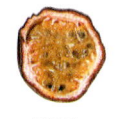

FRUIT DE LA PASSION	PAPAYE	POIVRON ROUGE	PÊCHE	VIN ROUGE
200 mg	200 mg	160 mg	160 mg	130 mg

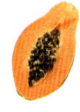

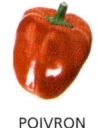

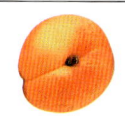

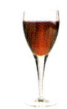

CHAPITRE 2 : GUIDE DES MINÉRAUX

MAGNÉSIUM

Complications chez le diabétique
◆ Maladie cardio-vasculaire ◆ Maux de tête prémenstruels

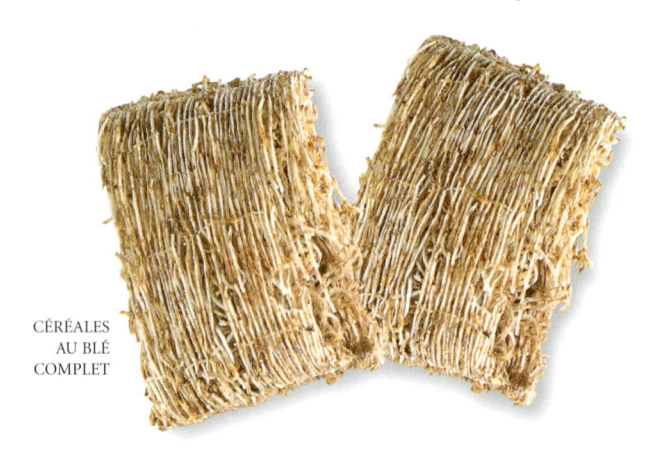

CÉRÉALES AU BLÉ COMPLET

NOMS CHIMIQUES

- CHLORURE DE MAGNÉSIUM
- LACTATE DE MAGNÉSIUM
- PIDOLATE DE MAGNÉSIUM
- SULFATE DE MAGNÉSIUM

PRÉSENTATION

- COMPRIMÉS
- GÉLULES
- CAPSULES
- GRANULÉS
- POUDRE
- SOLUTION BUVABLE

AJR* POUR L'ADULTE

- 300 mg

*AJR : Apports journaliers recommandés

PROPRIÉTÉS

Le magnésium (Mg) est présent dans toutes les cellules, surtout dans les os et les dents dont il assure la solidité. Il joue un rôle important dans la relaxation musculaire, le fonctionnement du cœur et le bon équilibre du système nerveux.
Il participe à la synthèse et à l'action de plus de 300 enzymes liées au métabolisme, et favorise la libération d'énergie et la protection des membranes cellulaires.

OPTIMISATION

Les protéines animales (viande, volaille, poisson, œufs, etc.) et un apport régulier en calcium favorisent son absorption. Le phosphore, le zinc et les vitamines B1, B6, C et D amélioreraient aussi son assimilation.

INHIBITION

Un excès de calcium s'oppose au magnésium. Ce sel minéral se fixe à l'oxalate, présent dans les épinards et la rhubarbe, ou au phytate du son de blé. La prise prolongée

SOURCES ÉLEVÉES EN MAGNÉSIUM, en mg/100 g d'aliment

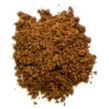

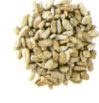

CACAO	GRAINES DE TOURNESOL	GRAINES DE CITROUILLE	FIBRES DE SON DE BLÉ	MÉLANGE DE NOIX
520 mg	390 mg	270 mg	210 mg	200 mg

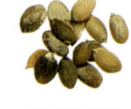

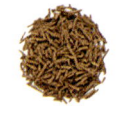

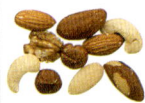

MAGNÉSIUM

de diurétiques entraîne aussi une diminution du magnésium.

SUPPLÉMENTATION

Chez l'adulte, les AJR en magnésium (300 mg par jour) correspondent à un demi-litre de lait, une portion de morue avec des épinards, une poignée de cacahuètes et quatre tranches de pain complet. Toute supplémentation doit être prescrite par un médecin. La limite supérieure est de 300 mg à long terme et de 400 mg à court terme. Chez l'adulte, les nutritionnistes conseillent un apport quotidien de 375 à 500 mg par jour, et de 400 à 800 mg pour un but curatif.

MISE EN GARDE

Un excès de magnésium provoque des paralysies, des nausées, des diarrhées et de la dépression. Une dose quotidienne de 3 à 5 g peut s'avérer fatale.

THÉRAPEUTIQUE

● **DIABÈTE**
Les diabétiques sont parfois carencés. Cela se manifeste par des complications, immédiates ou à long terme : troubles neuro-musculaires et problème au cœur et aux reins. Essentiel au transport du glucose, il contribue également à la libération de l'insuline, cette hormone responsable du taux de sucre dans le sang. Une supplémentation est parfois bénéfique aux non-diabétiques en cas d'étourdissements ou d'évanouissement liés à une hypoglycémie.

● **ARRÊT CARDIAQUE**
En cas de manque de magnésium, il existe un risque accru de palpitations voire de mort subite par arrêt cardiaque, que pallierait parfois une supplémentation.

● **PROBLÈME CARDIO-VASCULAIRE**
Le magnésium atténuerait le risque d'athérosclérose et de problème cardiaque en contribuant à diminuer le cholestérol total, à augmenter le « bon » cholestérol ou HDL et à fluidifier le sang.

● **RÈGLES DOULOUREUSES**
Les femmes qui souffrent de règles douloureuses constatent parfois un soulagement de leurs douleurs en prenant du magnésium, surtout s'il est associé à de la vitamine B6.

● **MAUX DE TÊTE**
Les maux de tête qui frappent certaines femmes avant leurs règles cesseraient en cas d'apport quotidien de 100 à 200 mg.

INDICATIONS

Après avis médical, un apport peut être bénéfique après des vomissements et des diarrhées répétés, en cas d'alcoolisme ou de problème rénal, et chez les femmes ménopausées ou souffrant de troubles prémenstruels. Les symptômes suivants indiquent peut-être une carence en magnésium :

○ FAIBLESSE GÉNÉRALE
○ PALPITATIONS OU ACCÉLÉRATION DU RYTHME CARDIAQUE
○ MANQUE D'APPÉTIT
○ NAUSÉES
○ FATIGUE
○ INSOMNIE
○ VOMISSEMENTS
○ ANOREXIE
○ TROUBLES DE LA PERSONNALITÉ

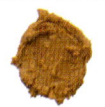

BEURRE D'ARACHIDE	CÉRÉALES AU BLÉ COMPLET	GALETTES AU SEIGLE COMPLET	POP-CORN AU MAÏS COMPLET	GÂTEAUX AU BLÉ COMPLET
180 mg	130 mg	100 mg	81 mg	75 mg

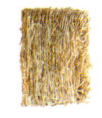

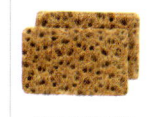

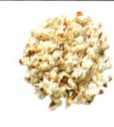

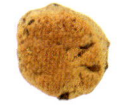

CHAPITRE 2 : GUIDE DES MINÉRAUX

MANGANÈSE

Glycémie ◆ Crise d'épilepsie ◆ Solidité des os ◆ Cicatrisation

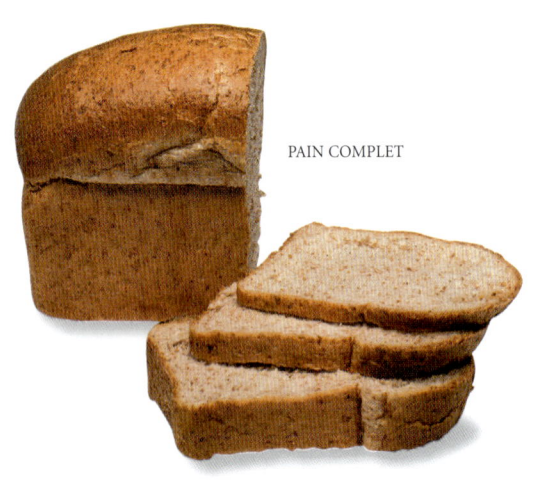

PAIN COMPLET

NOMS CHIMIQUES

- PIDOLATE DE MANGANÈSE

PRÉSENTATIONS

- COMPRIMÉS
- SOLUTION BUVABLE
- SOLUTION SUBLINGUALE
- SOLUTION INJECTABLE

AJR* POUR L'ADULTE

- AUCUNE DOSE N'A ÉTÉ ÉTABLIE

*AJR : Apports journaliers recommandés

PROPRIÉTÉS

Le manganèse (Mn) favorise l'activation de certaines enzymes et la synthèse d'autres enzymes, dont la « superoxyde-dismutase » qui s'oppose aux radicaux libres responsables de problèmes cardiaques et de certains cancers. Il sert également à l'utilisation des protéines alimentaires par l'organisme et à la synthèse des hormones sexuelles et thyroïdiennes (qui contrôlent le métabolisme de base).

Il participe au bon équilibre et permet la lubrification des articulations et la solidité des os. Il serait également impliqué dans l'équilibre du sucre dans le sang.

OPTIMISATION

La vitamine C associée au zinc et les vitamines B1, E et K favoriseraient son absorption. On constate que l'assimilation du manganèse augmente quand l'apport en fer est faible (elle va donc diminuer si l'apport en fer est meilleur).

SOURCES ÉLEVÉES EN MANGANÈSE, en µg/100 g d'aliment

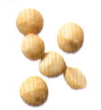

NOIX DE MACADAMIA	NOISETTES	NOIX DE PÉCAN	NOIX DE COCO	AMANDES
5,5 µg	4,9 µg	4,6 µg	1,8 µg	1,7 µg

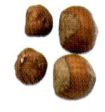

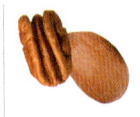

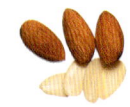

MANGANÈSE

INHIBITION

Des doses importantes de calcium et de phosphore s'opposent au manganèse.
Les antibiotiques, l'excès d'alcool ou d'aliments raffinés accroissent les besoins en manganèse.

SUPPLÉMENTATION

Il n'existe pas d'AJR, mais on préconise un apport quotidien de 1,4 mg, ce qui correspond à trois tranches de pain complet. Les nutritionnistes conseillent de prendre chaque jour 5 mg et, pour un but curatif, 2,5 à 15 mg.

MISE EN GARDE

Tout excès de manganèse s'accumule dans l'organisme, ce qui en fait l'un des sels minéraux les plus toxiques. Il est donc particulièrement dangereux de consommer du manganèse en trop forte quantité.

THÉRAPEUTIQUE

- **GLYCÉMIE CHEZ LE DIABÉTIQUE**

Un apport quotidien, chez les personnes diabétiques carencées en manganèse, aurait permis une amélioration du taux de sucre dans le sang.

- **CRISE D'ÉPILEPSIE**

Un apport en manganèse traiterait les crises, sévères ou non, en cas de carence en manganèse chez les épileptiques.

- **INFECTIONS À RÉPÉTITION**

Comme le système immunitaire est affaibli chez les personnes qui souffrent d'un état dépressif, une supplémentation en manganèse améliorera, par conséquent, la résistance aux infections.

- **SOLIDITÉ DES OS**

On a constaté chez les femmes qui présentent une mauvaise densité osseuse un manque de manganèse. Comme ce dernier est nécessaire à la bonne formation des os, il en résulte une survenue plus fréquente des fractures. Une supplémentation palliera facilement ce problème et consolidera les os tout en diminuant le risque d'ostéoporose.

- **CICATRISATION DES PLAIES**

Le manganèse participe à la synthèse du collagène, qui favorise la cicatrisation des tissus de l'organisme. Un apport accru en manganèse serait bénéfique pour accélérer tout type de cicatrisation, en particulier lorsqu'une personne s'alimente peu après une intervention chirurgicale.

INDICATIONS

Avec une alimentation diversifiée, les carences sont très rares. Toutefois, les nutritionnistes conseillent un léger apport en cas de vertiges, d'absences, de trous de mémoire ou de consommation importante de produits laitiers voire, parfois, avec les symptômes suivants :
- DOULEURS ARTICULAIRES
- ÉRUPTION SUR LA PEAU
- TROUS DE MÉMOIRE
- CONTRACTIONS MUSCULAIRES
- VERTIGES
- TROUBLES DE L'ÉQUILIBRE

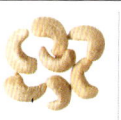

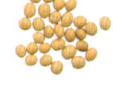

NOIX DE CAJOU	HARICOTS DE SOJA	RIZ BRUN COMPLET	POIS CHICHES (EN BOÎTE)	THÉ
1,7 µg	0,9 µg	0,9 µg	0,8 µg	0,14 µg

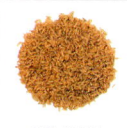

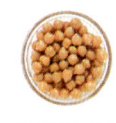

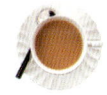

CHAPITRE 2 : GUIDE DES MINÉRAUX

MOLYBDÈNE

Symptômes allergiques

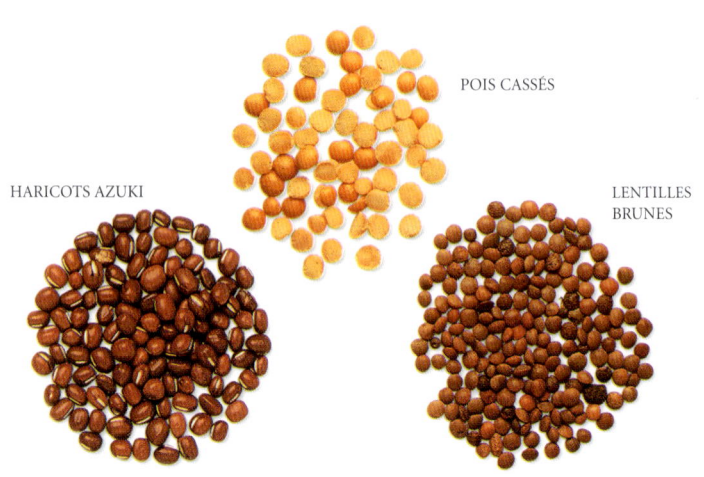

HARICOTS AZUKI

POIS CASSÉS

LENTILLES BRUNES

NOMS CHIMIQUES

- MOLYBDATE D'AMMONIUM

PRÉSENTATIONS

- SOLUTION BUVABLE
- SOLUTION INJECTABLE

AJR* POUR L'ADULTE

- AUCUNE DOSE N'A ÉTÉ ÉTABLIE

*AJR : Apports journaliers recommandés

PROPRIÉTÉS

Le molybdène (Mo) est impliqué dans le fonctionnement de nombreuses enzymes tout à fait importantes qui permettent, par exemple, à l'organisme d'utiliser l'énergie provenant des lipides et des glucides ingérés. Il joue également un rôle dans l'emploi du fer, la bonne santé du système nerveux et mental, la fertilité masculine (une carence pourrait expliquer l'impuissance chez l'homme âgé) et l'absence de carie ainsi que de problèmes buccaux ou des gencives.

OPTIMISATION

Il est bien assimilé par l'organisme, même lorsque l'alimentation est pauvre en molybdène.

INHIBITION

Une supplémentation excessive en silicium s'opposerait à son absorption, tout comme une alimentation trop riche en protéines animales (viande et

SOURCES ÉLEVÉES EN MOLYBDÈNE (aucun chiffre disponible)

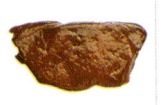

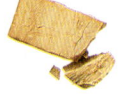

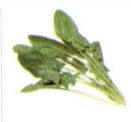

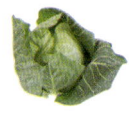

| FOIE | LEVURE | LENTILLES | ÉPINARDS | CHOU VERT |

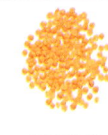

MOLYBDÈNE

volaille par exemple) ou, également, un excès de cuivre. Un complément en silicium diminuerait la concentration plasmatique et la fixation du molybdène.

SUPPLÉMENTATION

Il n'existe pas d'AJR pour le molybdène, mais on conseille un apport quotidien compris entre 50 et 400 µg. Les doses proposées dans les compléments minéro-vitaminiques tournent autour de 100 à 300 µg. Chez l'adulte, les nutritionnistes conseillent un apport de 100 à 1 000 µg par jour.

MISE EN GARDE

Des doses massives de 10 à 15 mg favoriseraient la perte de cuivre et pourraient augmenter le taux d'acide urique dont l'excès s'accumule dans les articulations, provoquant une crise de goutte (une affection douloureuse et handicapante qui nécessite un traitement). Il faut noter que le molybdène se trouve en quantité plus ou moins importante dans le sol, ce qui joue un rôle sur la nécessité d'une supplémentation.

THÉRAPEUTIQUE

- **ALLERGIE**
En cas de carence, les personnes souffrant d'allergies se porteraient mieux après des injections de 250 à 750 µg de molybdène pendant trois mois (amélioration de la respiration sifflante et recours moins fréquent aux aérosols chez les asthmatiques). Attention, seul un médecin est habilité à prescrire un tel apport.

- **ASTHME**
On prescrit parfois aux asthmatiques qui ne tolèrent pas les sulfites (employés comme conservateurs dans l'industrie alimentaire) des apports occasionnels en molybdène.

- **DÉTOXIFICATION DES SULFITES**
Le molybdène permettrait de dégrader les sulfites, ce qui serait particulièrement indiqué lorsque l'alimentation comprend ces conservateurs.

INDICATIONS

Les carences sont exceptionnelles, mais un apport peut être bénéfique avec une alimentation riche en aliments raffinés et pauvre en céréales et en légumes.
Une supplémentation peut également être conseillée aux personnes qui consomment des céréales et des légumes poussant dans des sols naturellement pauvres en molybdène, ou dans les régions où l'eau est faiblement minéralisée.
On ne connaît aucun symptôme résultant d'une carence en molybdène, mais il semble qu'il serait bénéfique d'accroître notre consommation en céréales complètes et en légumineuses.

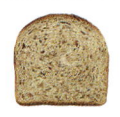

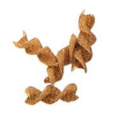

| PAIN COMPLET | PÂTES AU BLÉ COMPLET | RIZ BRUN | ROGNON | HARICOTS ROUGES |

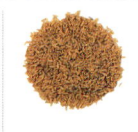

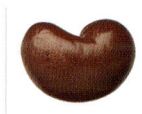

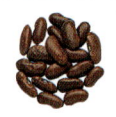

CHAPITRE 2 : GUIDE DES MINÉRAUX

SODIUM

Réhydratation après une diarrhée ou des vomissements prolongés ◆ Crampes musculaires nocturnes

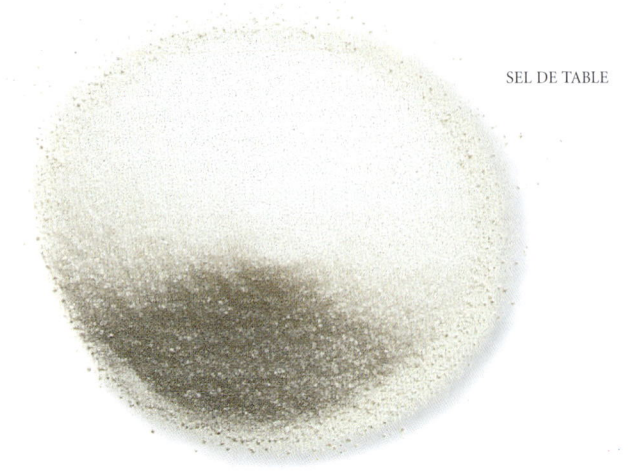

SEL DE TABLE

NOMS CHIMIQUES

- CHLORURE DE SODIUM

PRÉSENTATIONS

- COMPRIMÉS
- POUDRE

AJR* POUR L'ADULTE

- AUCUNE DOSE N'A ÉTÉ ÉTABLIE

*AJR : Apports journaliers recommandés

PROPRIÉTÉS

Notre corps renferme environ 120 mg de sodium (Na) : un tiers dans le squelette et le restant dans les liquides qui circulent en périphérie des cellules ainsi que dans les nerfs et les muscles. La présence du sodium est essentielle à l'équilibre en eau et aux réactions acido-basiques de l'organisme. Il permet aux membranes cellulaires de capter les nutriments dans le sang et favorise, en outre, la contraction musculaire.

OPTIMISATION

L'organisme assimile très facilement le sodium provenant de la nourriture et des boissons (95 % du sodium traverse la barrière intestinale pour aller dans le sang).

INHIBITION

Un excès de potassium *(voir pp. 66-67)* pourrait parfois avoir tendance à entraîner un manque de sodium.

SOURCES ÉLEVÉES EN SODIUM, en mg/100 g d'aliment

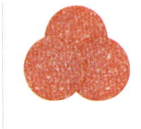

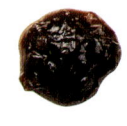

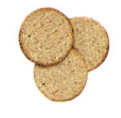

SEL DE TABLE	SALAMI	PICKLES	BISCUITS SECS	KETCHUP
38 850 mg	1 850 mg	1 700 mg	1 230 mg	1 120 mg

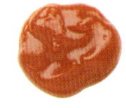

SODIUM

SUPPLÉMENTATION

Il n'existe pas d'AJR pour le sodium, mais l'apport conseillé est couvert par une seule tranche (25 g) de lard fumé. Une supplémentation est parfois nécessaire en cas de coup de chaleur, de pression artérielle trop basse (hypotension artérielle) ou de crampes, mais elle doit toujours être prescrite par un médecin. Les nutritionnistes recommandent un apport quotidien de 2,4 g.

MISE EN GARDE

Un excès de sodium perturbe l'équilibre du potassium, provoque des œdèmes par rétention d'eau ainsi qu'une augmentation de la tension artérielle, et peut s'avérer fatal en grande quantité.

THÉRAPEUTIQUE

● **DIARRHÉES**
Des diarrhées et des vomissements prolongés entraînent une déshydratation et une perte importante du sodium que l'on traite par des boissons ou des perfusions isotoniques. Ces boissons équilibrées agissent rapidement car elles renferment la même teneur en sodium et en potassium que le sang.

● **RÉHYDRATATION LIÉE À UN EFFORT**
Pendant et après un exercice physique intense, les sportifs boivent des préparations isotoniques toutes prêtes, riches en sodium, pour accélérer l'absorption de l'eau et pallier la déshydratation.

● **CRAMPES MUSCULAIRES**
Les crampes durant la nuit sont parfois liées à un manque de sodium, faciles à prévenir en consommant un peu plus de sel.

● **COLLYRES**
Le chlorure de sodium, utilisé seul ou associé, existe sous forme de collyres, de sérums physiologiques ou de solutions d'irrigation oculaire (avec des larmes artificielles de composition proche de celle des larmes humaines).

● **COUP DE CHALEUR**
En cas d'activité physique intense ou de canicule, des comprimés de sel et de l'eau permettront de réhydrater l'organisme.

INDICATIONS

Le sodium est très présent dans notre alimentation, surtout dans la charcuterie, le fromage et les plats préparés industriellement. Cependant, en cas d'activité physique intense, surtout par grande chaleur, de diarrhées ou de vomissements prolongés, de perte de liquides et de déshydratation, il faudra augmenter les apports en sel. Les signes majeurs d'une déshydratation sont les suivants :
○ VERTIGES
○ HYPOTENSION ARTÉRIELLE
○ CRAMPES
○ DÉSHYDRATATION
○ NAUSÉES ET VOMISSEMENTS
○ COUP DE CHALEUR
○ MAUVAISE CONCENTRATION
○ MAUX DE TÊTE
○ PERTE DE L'APPÉTIT

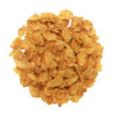

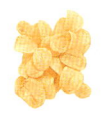

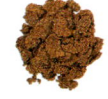

CORN FLAKES	CHIPS	FIBRES DE SON	PAIN COMPLET	PAIN BLANC
1 110 mg	1 070 mg	1 000 mg	550 mg	520 mg

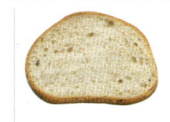

CHAPITRE 2 : GUIDE DES MINÉRAUX

PHOSPHORE

Solidité des os et des dents ◆ Consolidation de fracture ◆ Fatigue chez le diabétique

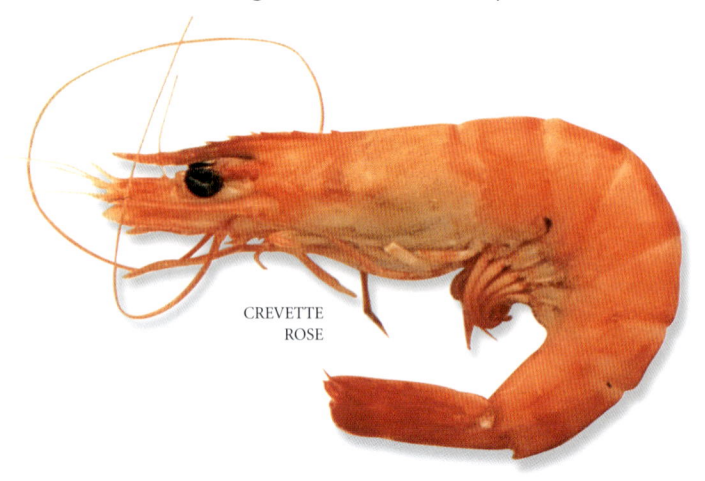

CREVETTE ROSE

NOMS CHIMIQUES

- HYDROGÉNOPHOSPHATE DE SODIUM
- PHOSPHATE DISODIQUE

PRÉSENTATIONS

- COMPRIMÉS
- SOLUTION BUVABLE
- SOLUTION SUBLINGUALE
- SOLUTION INJECTABLE

AJR* POUR L'ADULTE

- 800 mg

*AJR : Apports journaliers recommandés

PROPRIÉTÉS

Le phosphore (P) se combine au calcium pour former du phosphate tricalcique, essentiel à la solidité des os et des dents. Plus de 85 % du phosphore se trouve dans le squelette, le restant joue un rôle majeur dans les tissus mous. Le phosphore s'avère indispensable à l'utilisation d'énergie issue des glucides et des lipides, à la structure de l'ADN (à l'origine de nos gènes) et des phospholipides (ces constituants des membranes cellulaires).

OPTIMISATION

La vitamine D et le calcium, en bonne proportion par rapport au phosphore, améliorent son absorption.

INHIBITION

Un excès de calcium s'opposerait au phosphore (le rapport idéal étant de 2 pour 1 entre le calcium et le phosphore). Un apport trop important de

SOURCES ÉLEVÉES EN PHOSPHORE, en mg/100 g d'aliment

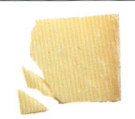

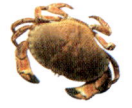

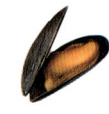

GRUYÈRE	FOIE	CREVETTE	CRABE	MOULE
490 mg	470 mg	350 mg	350 mg	330 mg

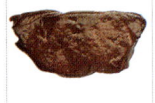

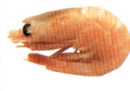

PHOSPHORE

magnésium ou d'aluminium nuirait également à son absorption – en cas de prise d'antiacides par exemple, à base de sels d'aluminium et de magnésium.

SUPPLÉMENTATION

Chez l'adulte, les apports journaliers recommandés (AJR) en phosphore (800 mg par jour) correspondent à un demi-litre de lait et un sandwich au gruyère. La limite supérieure communément admise est de 1,5 g par jour, à court ou à long terme.

MISE EN GARDE

Les sodas au cola, riches en acide phosphorique, sont à boire avec modération afin d'éviter un excès de phosphore et le risque induit sur le calcium.

THÉRAPEUTIQUE

● DENSITÉ OSSEUSE
Des études récentes indiquent que le phosphore jouerait un rôle majeur dans la masse osseuse (le phosphate tricalcique constitue près de 50 % du poids de l'os). Celui-ci doit être suffisamment présent dans notre alimentation pour assurer la bonne structure de notre squelette. Un apport quotidien de 1 g peut accélérer la consolidation d'une fracture et s'opposerait à la diminution de perte minérale en cas de membre immobilisé.

● CONSOLIDATION DES FRACTURES
Un apport quotidien de 1 g serait efficace pour accélérer la consolidation des fractures, en particulier de la hanche et du fémur.

● DIABÈTE
Il est possible qu'un apport en phosphore améliore la fatigue et le contrôle du diabète chez les personnes insulinodépendantes, c'est-à-dire ayant besoin de piqûres d'insuline.

● CALCULS RÉNAUX
L'orthophosphate freinerait la formation de calculs rénaux en permettant de réduire, dans les urines, la concentration en calcium.

● ALCOOLISME CHRONIQUE
Chez les personnes qui ont tendance à boire beaucoup d'alcool, le phosphore est souvent faible. Cela impose une supplémentation qui s'avère également efficace lors d'une cure de désintoxication.

INDICATIONS

Le phosphore est très présent dans notre alimentation.
Un apport est rarement nécessaire, sauf en cas de traitement prolongé à base d'antiacides, d'alcoolisme chronique, de maladie de Crohn et, parfois, avec les symptômes suivants :
○ MAUVAISE DENSITÉ OSSEUSE
○ OS MOUS ET FRAGILES
○ TROUBLES DE LA CROISSANCE
○ FAIBLESSE GÉNÉRALE
○ FATIGUE
○ ANOREXIE
○ CONTRACTIONS MUSCULAIRES
○ SPASMES AUX VISAGE, MAINS ET PIEDS

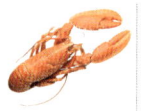

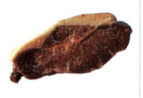

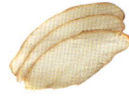

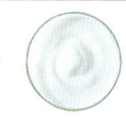

HOMARD	SAUMON FUMÉ	BIFTECK	DINDE	YAOURT AU LAIT ENTIER
280 mg	250 mg	170 mg	220 mg	160 mg

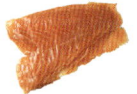

SÉLÉNIUM

Maladie cardio-vasculaire ◆ Cancer
◆ Défenses immunitaires ◆ Acné

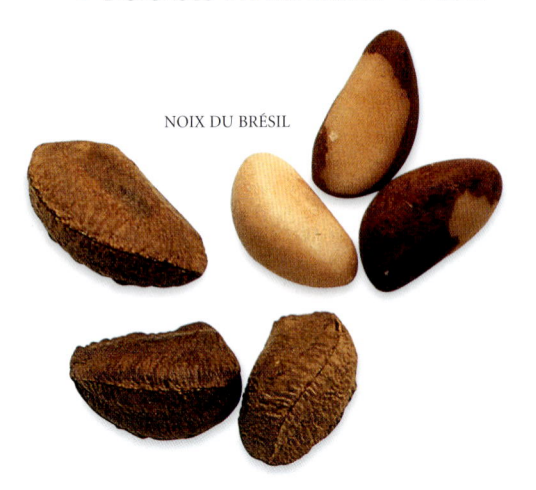

NOIX DU BRÉSIL

NOMS CHIMIQUES

- SÉLÉNITE DE SODIUM

PRÉSENTATIONS

- CAPSULES
- SOLUTION BUVABLE
- SOLUTION SUBLINGUALE
- SOLUTION INJECTABLE

AJR* POUR L'ADULTE

- AUCUNE DOSE N'A ÉTÉ ÉTABLIE

*AJR : Apports journaliers recommandés

PROPRIÉTÉS

Le sélénium (Se) participe à la lutte contre les radicaux libres en activant une enzyme antioxydante, s'opposant ainsi à la survenue de problème cardiaque ou de certains cancers. Il se lie à des métaux toxiques (arsenic, mercure, etc.) qu'il empêche ainsi d'agir. Chez l'homme, il est impliqué dans la synthèse de spermatozoïdes en bonne santé et dans le fonctionnement de la prostate.

OPTIMISATION

Les vitamines A, C et E favorisent son assimilation.

INHIBITION

Son action serait fonction de la qualité des sols, du traitement des aliments et de la capacité d'absorption des parois du système digestif. Un excès de soufre, des plats prêts à consommer s'opposeraient à son assimilation, de même que la vitamine C qu'il faut prendre de manière espacée.

SOURCES ÉLEVÉES EN SÉLÉNIUM µg/100 g d'aliment

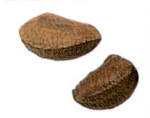

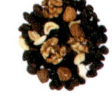

NOIX DU BRÉSIL	NOIX ET RAISINS SECS	THON FRAIS	CREVETTE	GRAINES DE TOURNESOL
1 530 µg	170 µg	57 µg	49 µg	49 µg

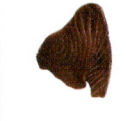

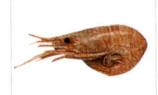

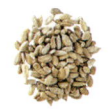

SÉLÉNIUM

SUPPLÉMENTATION

Il n'existe pas d'apport journalier recommandé (AJR) pour le sélénium, mais les nutritionnistes conseillent cependant un apport quotidien de 75 µg, ce qui correspond à quatre ou cinq noix du Brésil, pouvant être augmenté jusqu'à 100 µg. En France, la supplémentation est souvent proposée sous la forme de levure souche enrichie en sélénium.

MISE EN GARDE

Le sélénium peut s'avérer toxique à des doses quotidiennes de 3,2 à 6,7 g, ce qui se manifeste par une mauvaise haleine, des ongles et des cheveux cassants, et une irritation du cuir chevelu. Il ne faudrait jamais dépasser 200 µg par jour.

THÉRAPEUTIQUE

● ACNÉ
Le sélénium participe à la synthèse d'une enzyme, la glutathion peroxydase, antioxydante. Des études ont montré que chez les personnes très affectées par l'acné, lorsque l'activité de cette enzyme est ralenti, un apport quotidien de 200 µg de sélénium associé à 10 mg de vitamine E peut améliorer l'état de leur peau en 6 à 12 semaines de traitement.

● CANCER
On a constaté que les personnes dont l'alimentation était riche en sélénium souffraient moins souvent de cancer que les autres. D'après des études en cours, un apport en sélénium aiderait à prévenir la survenue de cancers, en particulier des poumons, de la prostate, du colon et du rectum.

● DÉFENSES IMMUNITAIRES
Une carence en sélénium pourrait activer certains virus. Un apport permettra de stimuler les défenses immunitaires, apportant une meilleure protection contre les infections.

● SANTÉ DU CŒUR
Le sélénium améliorerait l'état de la paroi des artères en s'opposant aux radicaux libres et freinerait également le dépôt d'acides gras qui bouchent peu à peu les artères.

INDICATIONS

En France, les sols sont pauvres en sélénium et le pain est fabriqué à partir d'une farine à faible teneur en sélénium. De surcroît, cet oligo-élément est absent des plats préparés. Un apport modéré s'avérerait donc bénéfique à tous, en particulier chez les familles aux antécédents cardio-vasculaires ou cancéreux, chez les végétariens et les végétaliens, les personnes qui suivent un régime hypocalorique, les femmes enceintes ou qui allaitent, les fumeurs, les personnes âgées et, parfois, avec les symptômes suivants :
○ TROUBLES DE LA FERTILITÉ MASCULINE
○ PELLICULES
○ FAIBLESSE MUSCULAIRE
○ INFECTIONS À RÉPÉTITION
○ VIEILLISSEMENT PRÉMATURÉ
○ PROBLÈMES DE PROSTATE

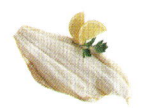

CARRELET GRILLÉ	PAIN COMPLET	NOIX DE CAJOU	NOIX	RIZ
45 µg	35 µg	29 µg	19 µg	4 µg

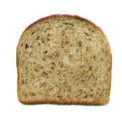

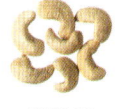

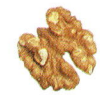

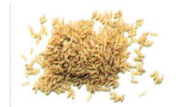

CHAPITRE 2 : GUIDE DES MINÉRAUX

SILICIUM

Vieillissement ◆ Beauté des ongles et des cheveux ◆ Problèmes cardio-vasculaires

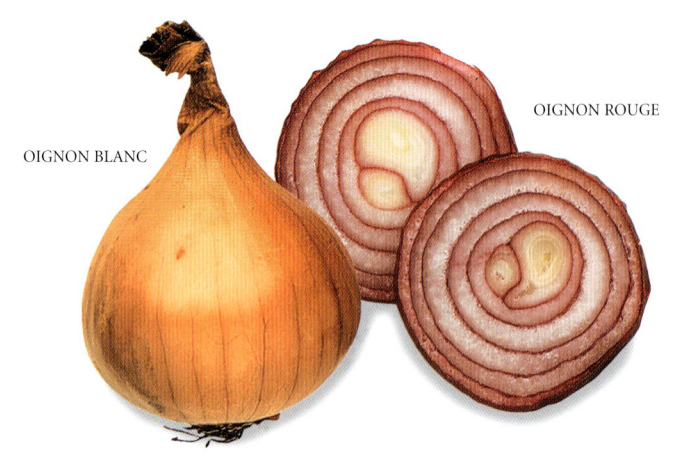

OIGNON BLANC

OIGNON ROUGE

NOMS CHIMIQUES

- SILICE COLLOÏDALE
- SILICE HYDRATÉE
- ACIDE SILICIQUE

PRÉSENTATIONS

- COMPRIMÉS
- GEL
- SOLUTION BUVABLE
- SOLUTION INJECTABLE

AJR* POUR L'ADULTE

- ON NE CONNAÎT PAS ENCORE LES BESOINS POUR L'HOMME

*AJR : Apports journaliers recommandés

PROPRIÉTÉS

Le rôle du silicium (Si) est encore mal connu. On sait qu'il est surtout présent dans l'aorte (la principale artère du cœur), les bronches, les poumons, le tissu conjonctif et les os. Il semble contribuer à la résistance de ces tissus en favorisant, par exemple, la protection des artères. La teneur en silicium des parois artérielles diminuerait avec l'âge et la survenue d'athérosclérose, ce qui indiquerait une action bénéfique contre les problèmes cardiaques. Le silicium semble essentiel à la formation d'os et de tendon, tout au long de la vie, et assurerait la bonne santé de ces tissus. Il favoriserait la pousse des cheveux et des ongles, et s'opposerait à l'aluminium – d'où son action probable contre l'ostéoporose et la maladie d'Alzheimer.

OPTIMISATION

La silice (forme organique diététique) est moins bien

SOURCES ÉLEVÉES EN SILICIUM (aucun chiffre disponible)

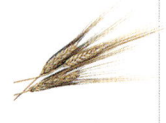

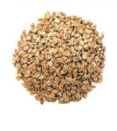

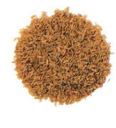

| BLÉ | MILLET | AVOINE | ORGE | RIZ |

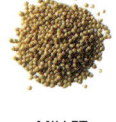

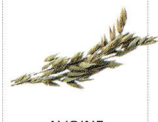

SILICIUM

absorbée que l'acide silicique, présent dans les aliments et les boissons. Le bore, le calcium, le magnésium, le manganèse et le potassium amélioreraient l'assimilation de l'acide silicique par l'organisme.

INHIBITION

Un excès de molybdène s'opposerait au silicium dans les tissus.

SUPPLÉMENTATION

On n'a pas établi d'AJR ou d'apport optimal, mais l'on estime que notre consommation tourne autour de 1,2 à 29 g de silicium par jour. Il existe désormais des compléments à base de silicium. Quelques nutritionnistes conseilleraient de prendre 0,5 g, trois fois par jour.

MISE EN GARDE

La toxicité serait liée aux formes industrielles du silicium : amiante et poussières de silice (décapage à la sableuse et production céramique), responsables de cancer de la plèvre et de silicose pulmonaire.

THÉRAPEUTIQUE

Un nombre insuffisant d'études a été mené à ce jour sur les vertus thérapeutiques du silicium. Pour l'heure, nous pouvons avancer des hypothèses dans les cas suivants :

● **PROBLÈMES CARDIO-VASCULAIRES**
En vieillissant, un apport accru en silicium améliorerait la souplesse des parois artérielles et permettrait de réduire le risque de problème cardiaque dû à un âge avancé.

● **PERTE DE CHEVEUX ET ONGLES CASSANTS**
Une dose quotidienne de 10 ml d'acide silicique, sous forme de gel, pendant 90 jours peut entretenir la santé des cheveux et des ongles, et freinerait la chute des cheveux.

● **LUTTE ANTIRIDES**
En raison de son rôle dans la cohésion du tissu conjonctif – comme, par exemple, les fibres collagènes, responsables du soutien de la peau –, un apport suffisant en silicium peut réduire la formation des rides.
À noter : les fibres de collagène seraient plus résistantes que des fibres en acier de même diamètre.

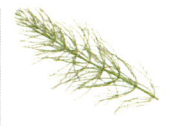

● **VIEILLISSEMENT PRÉMATURÉ DE LA PEAU**
D'après des tests pratiqués pendant 90 jours, 10 ml d'acide silicique en gel appliqué deux fois par jour sur la peau pendant dix minutes amélioreraient l'élasticité de la peau et freineraient l'épaississement lié au vieillissement.

● **BRÛLURES GASTRIQUES**
Certains pansements gastriques à base de sels d'aluminium comportent aussi de la silice qui forme une pellicule protectrice sur la muqueuse de l'estomac et permet d'absorber les produits alimentaires toxiques ou irritants.

INDICATIONS

Aucun problème par carence n'a été établi, mais les symptômes suivants indiquent peut-être qu'il faut augmenter les apports :
○ ONGLES FRAGILES
○ TACHES BLANCHES AUX ONGLES
○ OSTÉOPOROSE
○ PEAU RIDÉE
○ CHEVEUX ABÎMÉS

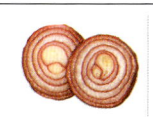

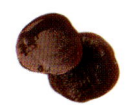

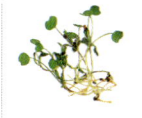

OIGNON — BETTERAVE — LUZERNE — EAU DURE — PRÊLE

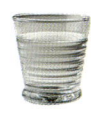

CHAPITRE 2 : GUIDE DES MINÉRAUX

SOUFRE

Santé des articulations, des cheveux et des ongles

◆ Allergie ◆ Détoxification

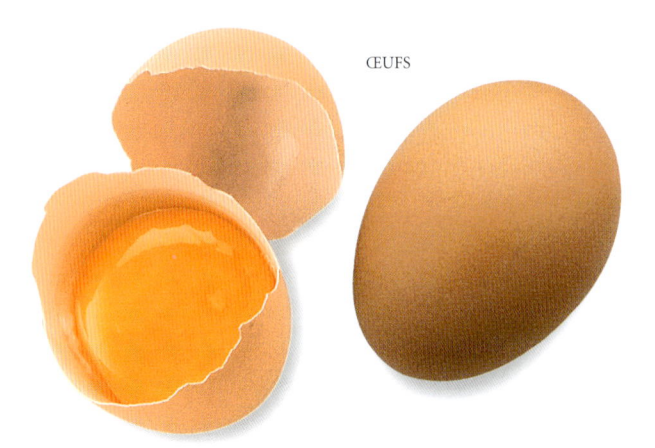

ŒUFS

NOMS CHIMIQUES

- SOUFRE
- THIOSULFATE DE SODIUM

PRÉSENTATIONS

- COMPRIMÉS
- CAPSULES
- SOLUTION BUVABLE
- SOLUTION SUBLINGUALE
- SOLUTION INJECTABLE

AJR* POUR L'ADULTE

- AUCUNE DOSE N'A ÉTÉ ÉTABLIE

*AJR : Apports journaliers recommandés

PROPRIÉTÉS

Le soufre (S) est indispensable à la synthèse de la kératine, cette protéine impliquée dans la santé des cheveux, de la peau et des ongles. Présent dans toutes les cellules, il participe à la bonne formation du cartilage (entre les os), des tendons (qui fixent les muscles aux os) et de la structure osseuse elle-même. Il sert également à la synthèse de l'insuline, cette hormone qui régularise le sucre dans le sang, et de l'héparine, un fluidifiant sanguin. Il intervient, en outre, dans l'équilibre du système reproducteur et le bon état de la paroi interne des artères et des veines. Il joue enfin un rôle dans la détoxification de l'alcool, de la fumée de cigarette et des cyanures apportés par l'alimentation : le composé toxique se fixe au soufre et l'ensemble est éliminé par les urines.

OPTIMISATION

Cet oligoélément est présent dans certains

SOURCES ÉLEVÉES EN SOUFRE (aucun chiffre disponible)

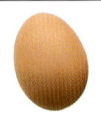

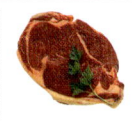

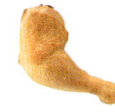

| ŒUF | LENTILLES | PORC | BŒUF | POULET |

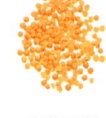

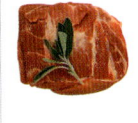

SOUFRE

acides aminés qui représentent ainsi la meilleure source en soufre. La vitamine E permet de conserver intact le soufre lié à ces acides aminés, garantissant sa fixation et son utilisation ultérieure par les cellules.

INHIBITION

Le cuivre en excès peut se fixer au soufre, entravant ainsi son absorption.

SUPPLÉMENTATION

Le soufre est moins employé sous la forme de complément alimentaire que dans les crèmes et les onguents où il a fait ses preuves contre les problèmes de peau. On emploie la forme sulfate dans les compléments à base de chondroïtine, ce constituant du cartilage, de l'os et d'autres tissus conjonctifs.

MISE EN GARDE

On ne connaît aucune toxicité avec le soufre issu des protéines alimentaires, mais on déconseille les composés sulfatés : le sulfate de sodium (un additif agissant comme diluant), le sulfate de potassium (proposé à la place du sel) et les sulfates de calcium ou de magnésium (ajoutés pour donner une meilleure consistance aux plats).

THÉRAPEUTIQUE

● CARTILAGES

Présente dans les articulations, au niveau du cartilage, la chondroïtine sert de lubrifiant, assurant une bonne mobilité aux articulations. Il intervient aussi avec la glycosamine pour constituer le collagène. Selon des études, les personnes souffrant d'arthrose et qui auraient bénéficié d'un apport en dermatane-sulfate auraient constaté un soulagement de leurs douleurs et une amélioration de la mobilité de leurs articulations (peut-être dûs à la formation de nouveau collagène).

● DÉTOXIFICATION

Un apport adéquat en soufre aiderait l'organisme à éliminer l'alcool, les polluants atmosphériques et autres produits comme les cyanures.

● BEAUTÉ DES ONGLES ET DES CHEVEUX

Une dose en soufre, parfois associée à du zinc et de la vitamine B6, favoriserait la beauté et la pousse des cheveux et des ongles.

● DOULEUR RHUMATISMALE

En cas d'arthrose ou de polyarthrite rhumatoïde, un traitement à base de soufre sous forme intraveineuse aurait soulagé les douleurs.

● AFFECTION PULMONAIRE

Le souffre est couramment employé pour favoriser l'expectoration du mucus dans les bronches, aidant ainsi à traiter les bronchites et les broncho-pneumopathies chroniques.

INDICATIONS

Il ne semble pas, pour l'heure, que les personnes consommant suffisamment de protéines aient besoin d'un apport. Toutefois, les compléments à base de dermatane-sulfate semblent efficaces en cas d'arthrose.

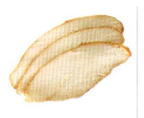

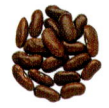

| DINDE | HARICOTS ROUGES | HARICOT SEC | HARICOTS BLANCS | PETITS POIS |

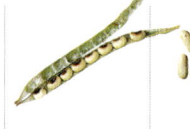

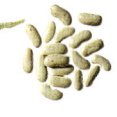

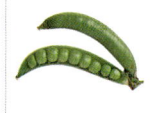

CHAPITRE 2 : GUIDE DES MINÉRAUX

ZINC

Acné ◆ Hyperplasie de la prostate ◆ Cicatrisation

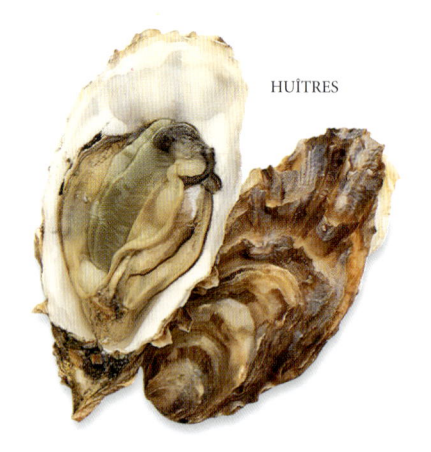

HUÎTRES

NOMS CHIMIQUES

- GLUCONATE DE ZINC
- PIDOLATE DE ZINC

PRÉSENTATIONS

- COMPRIMÉS
- CAPSULES
- SOLUTION BUVABLE
- SOLUTION SUBLINGUALE
- SOLUTION INJECTABLE

AJR* POUR L'ADULTE

- 15 mg

*AJR : Apports journaliers recommandés

PROPRIÉTÉS

Notre corps comporte 1,5 à 2,5 g de Zinc (Zn) répartis dans les organes, les tissus, les liquides et les sécrétions. Le zinc est indispensable à l'activation de plus de 70 enzymes.
Il est essentiel à la croissance chez l'enfant, à la formation des spermatozoïdes et à la libération de l'insuline, cette hormone hypoglycémiante.
Il est aussi impliqué dans le système immunitaire, la cicatrisation des plaies, l'élimination de métaux toxiques (cadmium, plomb, etc.) et, enfin, le bon état de la vue, de l'odorat et du goût.

OPTIMISATION

Une alimentation riche en protéines favorise l'absorption du zinc par l'organisme.

INHIBITION

Les fibres dans les céréales, le phytate dans les lentilles et les épinards, et un excès de phosphore

SOURCES ÉLEVÉES EN ZINC, en mg/100 g d'aliment

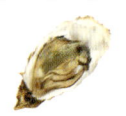

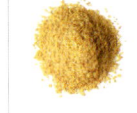

HUÎTRE	GERMES DE BLÉ	FOIE DE VEAU	GRAINES DE CITROUILLE	CORNED BEEF (EN BOÎTE)
59,2 mg	17 mg	7,8 mg	6,6 mg	5,6 mg

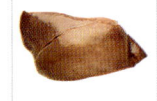

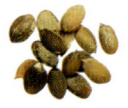

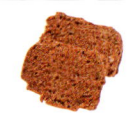

84

ZINC

s'opposerait à son assimilation, tout comme la pilule contraceptive ou la tétracycline, prescrite en cas d'acné ou d'infection.

SUPPLÉMENTATION

Les AJR en zinc (15 mg par jour) correspondent à 12 g de steak.
Les nutritionnistes préconisent un apport quotidien de 15 à 20 mg par jour, et de 50 mg par jour pour un but curatif.
La limite supérieure est de 15 mg à long terme et de 50 mg à court terme.
La forme gluconate semble la mieux tolérée par l'organisme. La prise doit toujours avoir lieu pendant les repas pour éviter les risques de nausées.

MISE EN GARDE

Un apport de 50 à 300 mg à long terme peut s'opposer à l'absorption de fer et du cuivre, et une dose de 2 g ou plus peut provoquer des nausées ou des vomissements, des douleurs abdominales ainsi que de la fièvre.
Il faut impérativement consulter un médecin avant de prendre une supplémentation si l'on souffre de troubles au foie ou aux intestins.

THÉRAPEUTIQUE

● ACNÉ
Les personnes atteintes d'acné seraient parfois carencées en zinc. Un apport de 200 mg de gluconate de zinc (soit 30 mg de zinc élément) améliorerait les réactions inflammatoires.

● PROSTATE ET SPERMATOZOÏDES
L'hyperplasie prostatique bénigne, caractérisée par un besoin fréquent d'uriner, serait améliorée par un apport quotidien de 30 mg de zinc. Une supplémentation peut également être efficace pour améliorer la fertilité masculine (en freinant l'activité des spermatozoïdes jusqu'à l'appareil génital de la femme).

● ECZÉMA
Les personnes souffrant d'eczéma sont parfois carencées. Un apport léger durant six semaines contribuerait à améliorer ce problème.

● CICATRISATION
Les plaies qui tardent à cicatriser résultent souvent d'un manque de zinc, facile à pallier par une supplémentation quotidienne.

INDICATIONS

En cas d'acné, d'eczéma, d'intervention chirurgicale récente, de brûlures importantes, d'hyperplasie bénigne de la prostate, de refroidissement, d'alimentation insuffisante ou au-delà de 55 ans, une supplémentation peut être bénéfique.
Les symptômes suivants indiquent peut-être une carence en zinc :
- TROUBLES DE LA CROISSANCE (CHEZ L'ENFANT)
- RETARD DE LA PUBERTÉ
- PEAU SÈCHE ET RUGUEUSE
- INFECTIONS À RÉPÉTITION
- PERTE DE L'APPÉTIT
- PERTE DU GOÛT
- DIARRHÉE
- TROUBLES DE LA VUE ET DE L'ODORAT
- DIFFICULTÉ À CICATRISER
- MAUVAISE CONCENTRATION
- POUSSE LENTE DES ONGLES ET DES CHEVEUX

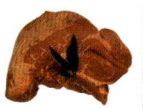

RÔTI DE BŒUF
5,5 mg

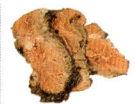

RÔTI D'AGNEAU
5,3 mg

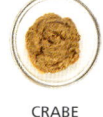

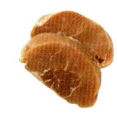

CRABE EN BOÎTE
5 mg

FILET DE PORC
3,5 mg

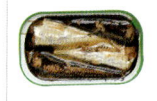

SARDINES À L'HUILE
3 mg

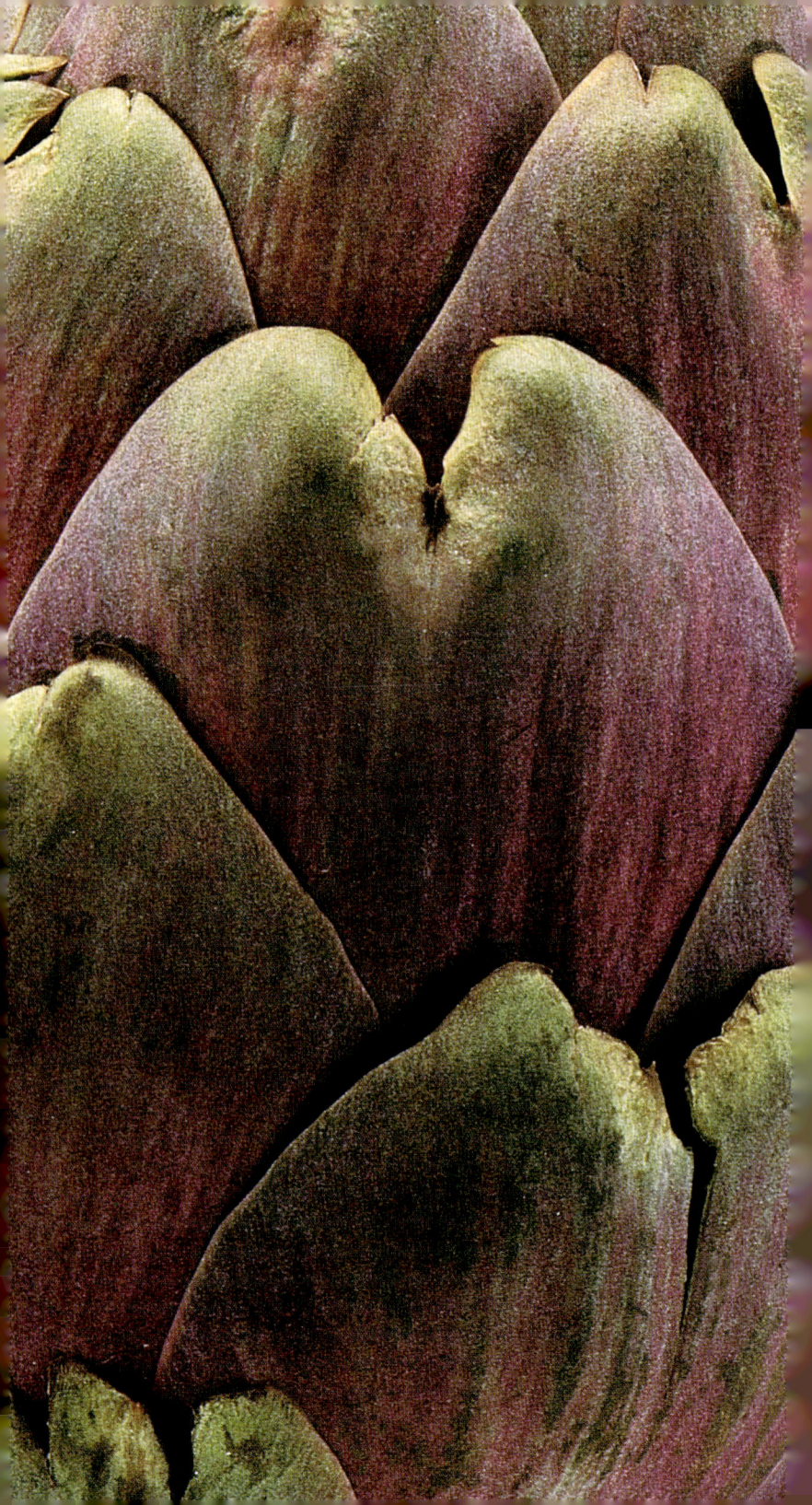

Guide de naturopathie

Le monde médical et scientifique se penche avec un intérêt accru sur les bienfaits des plantes, aux vertus curatives parfois connues depuis fort longtemps. On a récemment découvert de nombreux nutriments végétaux dont on étudie les propriétés.

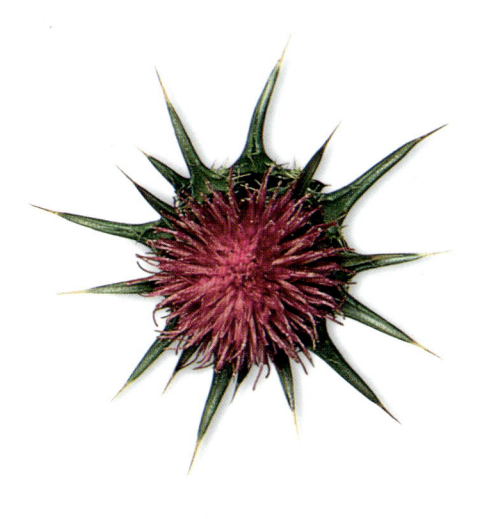

CHAPITRE 3 : GUIDE DE NATUROPATHIE

ARTICHAUT

Digestion difficile ◆ Santé du foie

◆ Maladie cardio-vasculaire

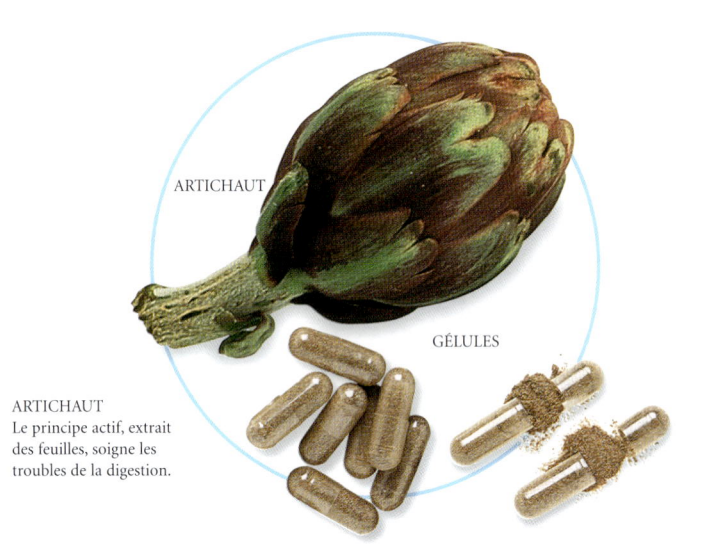

ARTICHAUT

GÉLULES

ARTICHAUT
Le principe actif, extrait des feuilles, soigne les troubles de la digestion.

PRÉSENTATIONS

- TEINTURE
- GÉLULES

APPORT CONSEILLÉ CHEZ L'ADULTE

- 1 À 2 GÉLULES DE 320 mg /JOUR

MISE EN GARDE

CONTRE-INDIQUÉ AUX FEMMES ENCEINTES OU QUI ALLAITENT ET AUX PERSONNES ALLERGIQUES À L'ARTICHAUT.

PROPRIÉTÉS

Le principe actif majeur de la feuille d'artichaut, la cynarine, est efficace contre les troubles hépato-bilaires, à savoir du foie et de la vésicule biliaire.
Il joue un double rôle protecteur vis-à-vis des cellules du foie en stimulant et favorisant la production de bile, émise par la vésicule biliaire dans le système digestif pour faciliter la dégradation des lipides et la digestion de ces matières grasses.
Selon certaines études, il jouerait également un rôle dans la diminution du « mauvais » cholestérol ou LDL.

INDICATIONS
● **DIGESTION DIFFICILE**
En vertu de ses effets stimulants sur le foie et la vésicule biliaire, une supplémentation faciliterait la digestion après un repas copieux, et stimulerait la capacité de l'organisme à assimiler les lipides et l'alcool.

● **SANTÉ DU FOIE**
Ses propriétés antioxydantes protégeraient le foie contre le risque de maladie hépatique.

● **CŒUR**
En abaissant le taux de « mauvais » cholestérol, ou LDL, il diminuerait l'athérosclérose et le risque de problème cardio-vasculaire.

88

ARTICHAUT, FLAVONOÏDES

FLAVONOÏDES

Refroidissement ◆ Gingivites et varices ◆ Vieillissement

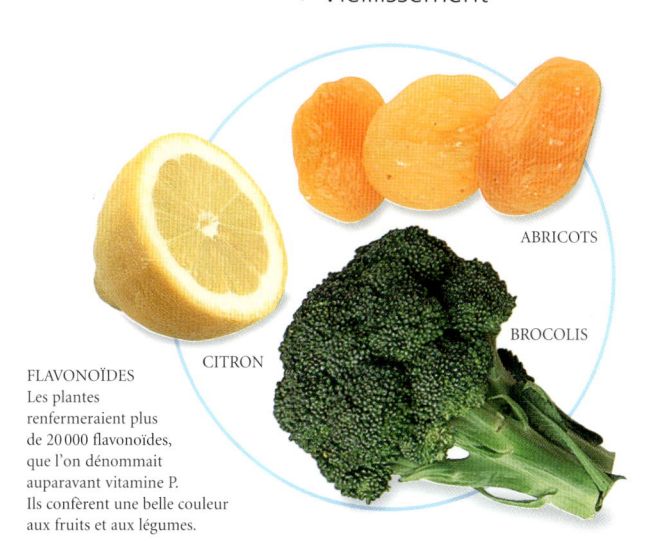

FLAVONOÏDES
Les plantes renfermeraient plus de 20 000 flavonoïdes, que l'on dénommait auparavant vitamine P. Ils confèrent une belle couleur aux fruits et aux légumes.

CITRON
ABRICOTS
BROCOLIS

PRÉSENTATIONS

- COMPRIMÉS
- GÉLULES
- CAPSULES

APPORT JOURNALIER RECOMMANDÉ CHEZ L'ADULTE

- JUSQU'À 1 g/JOUR

MISE EN GARDE

LES FLAVONOÏDES SONT DES PRODUITS NATURELS QUI SEMBLENT DÉPOURVUS DE TOXICITÉ.

PROPRIÉTÉS

Dans l'organisme, ils s'opposent à la destruction de la vitamine C et favorisent le transport des nutriments par les vaisseaux jusqu'aux cellules. Certains sont de puissants antioxydants qui protégeraient contre le cancer. D'autres possèdent des propriétés anti-inflammatoires et anti-infectieuses.
À dose pharmacologique, ils peuvent prévenir la cataracte.

INDICATIONS

● **ASTHME**
Les flavonoïdes de synthèse, qui reproduisent les propriétés anti-inflammatoires des produits naturels, sont employés contre l'asthme.

● **REFROIDISSEMENT**
Un apport de 100 mg de flavonoïdes associé à 100 mg de vitamine C peut accélérer de quelques jours la guérison d'un rhume.

● **GINGIVITE, VARICES**
La rutine est un flavonoïde qui renforcerait les capillaires. Associé à de la vitamine C, on l'utilise parfois pour soigner les gingivites et les varices.

● **VIEILLISSEMENT**
Une alimentation riche en flavonoïdes améliorerait le tonus de la peau et ralentirait le processus du vieillissement.

Cimicaire

Problèmes respiratoires ◆ Arthrite et sciatique

◆ Ménopause

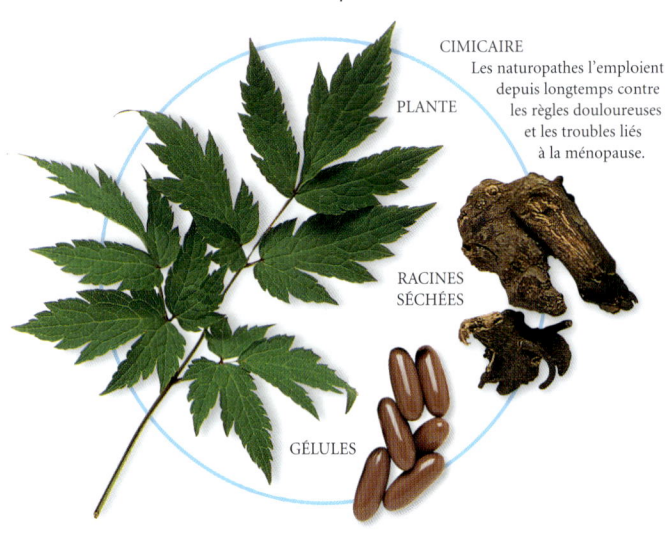

CIMICAIRE
Les naturopathes l'emploient depuis longtemps contre les règles douloureuses et les troubles liés à la ménopause.

PLANTE

RACINES SÉCHÉES

GÉLULES

PRÉSENTATIONS

- GÉLULES
- COMPRIMÉS
- TEINTURE

APPORT CONSEILLÉ CHEZ L'ADULTE

- 10 À 30 GOUTTES/JOUR DANS DE L'EAU OU DU THÉ
- 40 mg/JOUR EN UNE FOIS

MISE EN GARDE

CONTRE-INDIQUÉE AUX FEMMES ENCEINTES OU QUI ALLAITENT. PEUT ÊTRE UTILISÉE À FAIBLE DOSE, SOUS CONTRÔLE MÉDICAL, POUR SOULAGER LES CONTRACTIONS LORS DE L'ACCOUCHEMENT. NE JAMAIS DÉPASSER SIX MOIS DE CURE.

PROPRIÉTÉS

Elle soulage les symptômes liés à la ménopause en inhibant l'action de certaines enzymes. Elle possède des vertus antirhumatismales et sédatives.
L'acide salicylique, l'un de ses principes actifs, est réputé pour calmer les douleurs.

INDICATIONS

● **DOULEURS**
C'est un remède efficace contre la douleur, surtout en cas de règles douloureuses, de syndrome prémenstruel et d'accouchement (son action antispasmodique calme et régularise les contractions de l'utérus).

● **MÉNOPAUSE**
Elle soulage les symptômes liés à la ménopause : irritabilité, bouffées de chaleur, somnolence et état dépressif.

● **ARTHRITE, SCIATIQUE**
Elle améliore les douleurs inflammatoires de la polyarthrite rhumatoïde et de la sciatique.

● **PROBLÈMES RESPIRATOIRES**
Elle soulage les toux persistantes associées à l'asthme, la coqueluche et les bronchites.

● **BOURDONNEMENTS**
Elle soignerait l'acouphène, (bourdonnements ou tintements présents dans les oreilles).

CAROTÉNOÏDES

Cécité liée au vieillissement ◆ Cancer

◆ Problèmes cardio-vasculaires

CAROTÉNOÏDES
Ces pigments donnent aux fruits et aux légumes leur belle couleur, du jaune lumineux pour les citrons au rouge intense pour les tomates.

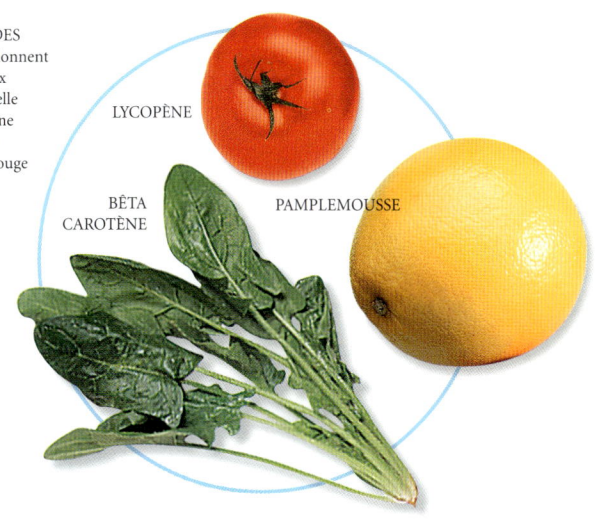

LYCOPÈNE

BÊTA CAROTÈNE

PAMPLEMOUSSE

PRÉSENTATIONS

- GÉLULES
- COMPRIMÉS

APPORT CONSEILLÉ CHEZ L'ADULTE

- 6 À 20 mg/JOUR DE LUTÉINE
- 3 À 6 mg/JOUR DE CAROTÉNOÏDES
- 6 À 10 mg/JOUR DE LYCOPÈNE AUX REPAS
- 30 À 130 mg/JOUR DE ZÉAXANTHÈNE

MISE EN GARDE

CHEZ LES GROS FUMEURS, DES DOSES MASSIVES DE BÊTA-CAROTÈNE POURRAIENT ACCROÎTRE LE RISQUE DE CANCER DU POUMON.

PROPRIÉTÉS

Les caroténoïdes permettent, grâce à leurs propriétés antioxydantes, de désactiver un excès de radicaux libres qui risqueraient d'entraîner une augmentation du risque de cancers et de problèmes cardiaques. Le bêta-carotène, dans les carottes, aide les yeux à s'adapter à la pénombre et peut être transformé en vitamine A en cas de besoin. La lutéine jaune, dans le maïs et les épinards, aurait une action bénéfique sur le risque de dégénérescence maculaire. Ces pigments joueraient aussi un rôle dans la protection de la peau contre les rayons U.V.

INDICATIONS

● CÉCITÉ

La lutéine et le zéaxanthène préviendraient le risque de dégénérescence maculaire.

● CANCER

Une alimentation riche en légumes de couleur verte, jaune et orange diminuerait le risque de cancer, surtout du poumon et de l'estomac.

● CŒUR

La fréquence des maladies cardio-vasculaires serait moindre dans les pays où l'on mange régulièrement des tomates.

● CANCER DU COL DE L'UTÉRUS

La cryptoxanthine, dans les pêches, les oranges et les papayes serait efficace.

CHITOSAN

Cholestérol

◆ Régime hypocalorique

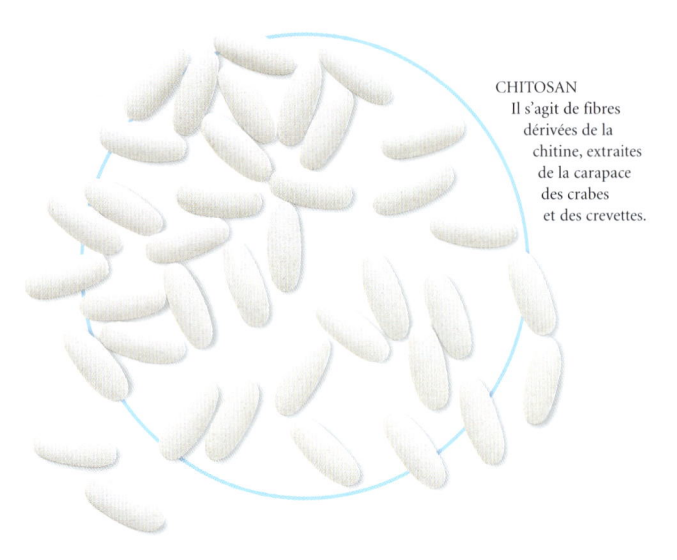

CHITOSAN
Il s'agit de fibres dérivées de la chitine, extraites de la carapace des crabes et des crevettes.

PRÉSENTATIONS

- GÉLULES
- COMPRIMÉS
- POUDRE
- LIQUIDE

APPORT CONSEILLÉ CHEZ L'ADULTE

- JUSQU'À 2 g/JOUR

MISE EN GARDE

CONTRE-INDIQUÉ EN CAS D'ALLERGIE AUX CRUSTACÉS ET CHEZ LES ENFANTS, LES FEMMES ENCEINTES OU QUI ALLAITENT. DOIT ÊTRE PRIS AVEC DE L'EAU. UN APPORT PROLONGÉ NUIT À L'ABSORPTION DES VITAMINES A, D ET E.

PROPRIÉTÉS

Des études cliniques ont montré que le chitosan peut capter jusqu'à six fois son propre poids en matières grasses. Il semble par conséquent probable que cet effet « lipocapteur » fonctionne également dans le système digestif de l'homme. On suppose par conséquent que la combinaison chitosan-lipides est éliminée par les selles, allégeant d'autant l'apport calorique apporté à l'organisme.

INDICATIONS

● **RÉGIME HYPOCALORIQUE**
Nous manquons encore de preuves irréfutables, mais, d'après les fabricants de compléments à base de chitosan, ce dernier limiterait l'absorption des lipides, et donc le nombre de calories, ce qui aiderait à perdre du poids en cas de régime.

● **CHOLESTÉROL**
Le chitosan, associé à un régime équilibré, permettrait de diminuer le taux de cholestérol total présent dans le sang, voire d'augmenter le taux du « bon » cholestérol ou HDL.

COENZYME Q10

Santé du cœur ◆ Inflammation des gencives

◆ Sélinité et maladie d'Alzheimer

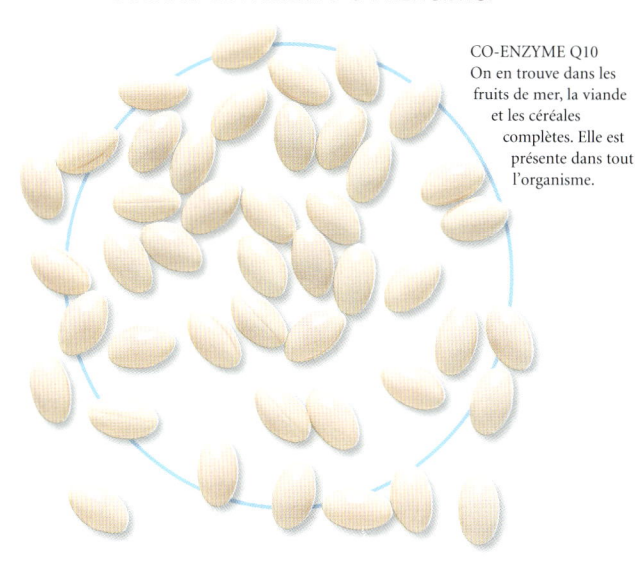

CO-ENZYME Q10
On en trouve dans les fruits de mer, la viande et les céréales complètes. Elle est présente dans tout l'organisme.

PRÉSENTATIONS

- GÉLULES
- COMPRIMÉS

APPORT CONSEILLÉ CHEZ L'ADULTE

- 30 À 300 mg/JOUR

MISE EN GARDE

DEMANDER L'AVIS DU MÉDECIN EN CAS DE TRAITEMENT À BASE DE WARFARINE, UN FLUIDIFIANT DU SANG.

PROPRIÉTÉS

La coenzyme Q10 est une substance qui aiderait l'action des enzymes au niveau des cellules, favorisant la production d'énergie. Le taux de coenzyme Q10 diminue souvent avec l'âge. La coenzyme Q10 fonctionne surtout au niveau des cellules nerveuses situées dans le cœur et le cerveau ainsi qu'au niveau du foie où elle stimule la synthèse d'enzymes et d'hormones ainsi que la dégradation de toxines. Cette CoQ-10, possède également des propriétés antioxydantes, favorisant la protection des tissus vis-à-vis des radicaux libres, surtout au niveau du cœur.

INDICATIONS

● **SANTÉ DU CŒUR**

La CoQ-10 renforcerait le cœur et potentialiserait, sous suivi médical, les traitements prescrits contre l'insuffisance cardiaque œdémateuse. Elle favoriserait la baisse de la tension et du risque d'infarctus et de problème cardiaque.

● **GINGIVITE**

Un apport quotidien de 60 mg permettrait de réduire l'inflammation des gencives.

● **VIEILLISSEMENT**

Elle peut avoir des propriétés préventives et curatives contre les symptômes de la sénilité et de la maladie d'Alzheimer.

CHAPITRE 3 : GUIDE DE NATUROPATHIE

ALC

Perte de graisse ◆ Cancer

◆ Problèmes cardio-vasculaires

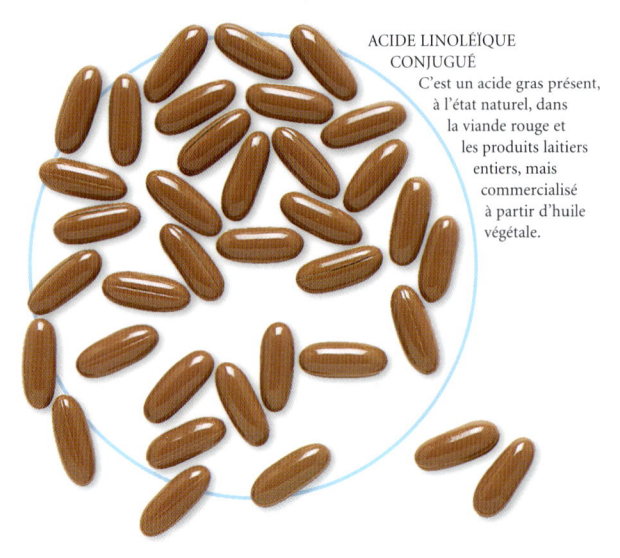

ACIDE LINOLÉIQUE CONJUGUÉ
C'est un acide gras présent, à l'état naturel, dans la viande rouge et les produits laitiers entiers, mais commercialisé à partir d'huile végétale.

PRÉSENTATIONS

- GÉLULES
- POUDRE

APPORT CONSEILLÉ CHEZ L'ADULTE

- ON CONSEILLE 3 g D'ALC/JOUR CAR NOUS MANGEONS BEAUCOUP MOINS DE VIANDE ROUGE ET DE PRODUITS LAITIERS ENTIERS QU'IL Y A 30 ANS.

MISE EN GARDE

MIEUX TOLÉRÉ PAR L'ESTOMAC SOUS FORME DE MICELLES (SINON, RISQUE D'IRRITATION).

PROPRIÉTÉS

L'acide linoléique conjugué (ALC) est un acide gras qui favoriserait l'élimination de la graisse des cellules adipeuses et son transport aux muscles où elle est brûlée. D'après des études, il aurait un effet toxique sur les cellules cancéreuses des tumeurs du sein et du colon, et protégerait contre le cancer de la peau. Il diminuerait également le taux de cholestérol et de lipides dans le sang.

INDICATIONS

● **PERTE DE GRAISSE**
D'après des études menées sur l'homme et l'animal, il résorberait la masse graisseuse du corps tout en préservant les tissus musculaires et osseux.

● **CANCER**
Il diminuerait le risque de cancer du sein, de la peau, du colon et du rectum.

● **PROBLÈMES CARDIO-VASCULAIRES**
Il permettrait de réduire le risque de problème cardiaque en abaissant le taux de « mauvais » cholestérol, ou LDL, et de lipides.

● **SOLIDITÉ DES OS**
Il renforcerait la solidité des os, abaissant ainsi le risque d'ostéoporose généralement lié au vieillissement.

ACIDE LINOLÉIQUE CONJUGUÉ, PISSENLIT

PISSENLIT

Dépuratif de l'organisme ◆ Foie

◆ Œdème par rétention d'eau

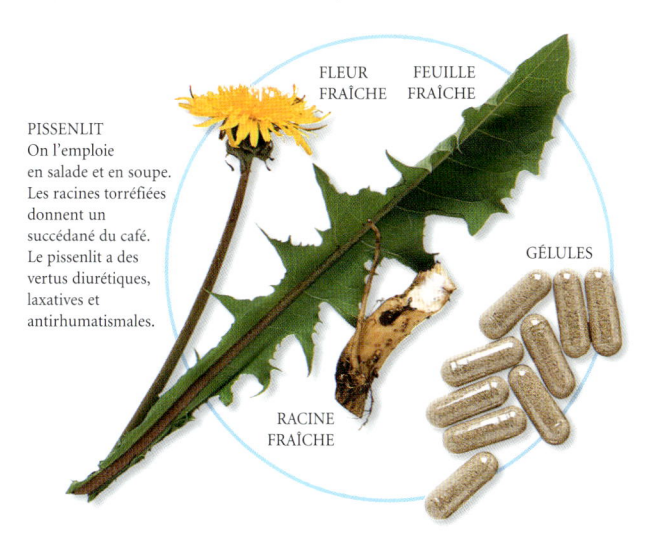

FLEUR FRAÎCHE
FEUILLE FRAÎCHE

PISSENLIT
On l'emploie en salade et en soupe. Les racines torréfiées donnent un succédané du café. Le pissenlit a des vertus diurétiques, laxatives et antirhumatismales.

GÉLULES

RACINE FRAÎCHE

PRÉSENTATIONS

- GÉLULES
- COMPRIMÉS
- TEINTURE

APPORT CONSEILLÉ CHEZ L'ADULTE

- 1 À 3 GÉLULES/JOUR
- 2 À 4 GOUTTES DE TEINTURE 1 À 3 FOIS/JOUR
- FEUILLES FRAÎCHES EN SALADE
- 1 TASSE DE TISANE

MISE EN GARDE

CONTRE-INDIQUÉ EN CAS D'INFLAMMATION DE LA VÉSICULE, DE CANAUX BILIAIRES BOUCHÉS OU DE TRAITEMENT DIURÉTIQUE.

PROPRIÉTÉS

Les feuilles du pissenlit renferment un diurétique puissant qui permet d'accroître la miction des urines et, par conséquent, d'abaisser la tension et de soulager les œdèmes. Sa richesse en potassium améliore l'équilibre en eau du corps.
Les substances amères, extraites de la racine, sont bien connues pour soigner les problèmes de foie et de vésicule biliaire, ce qui améliore la digestion.

INDICATIONS

● FOIE
Le pissenlit serait bénéfique contre les problèmes au foie tels que : cirrhose, hépatite et intoxication.

● ŒDÈME
Il améliorerait les œdèmes par rétention d'eau, mais il faut demander conseil à son médecin avant de prendre une supplémentation.

● DÉPURATIF
On l'intègre généralement dans un programme de purification de l'organisme en raison de ses effets bénéfiques sur le foie et la vésicule biliaire.

● INDIGESTION
Son action stimulante sur la vésicule biliaire, en fait un remède tout indiqué en cas d'indigestion, de ballonnement, de flatulences et de constipation ou après un repas trop riche.

GRIFFE DU DIABLE

Douleurs lombaires ◆ Arthrite

◆ Santé des articulations et des ligaments

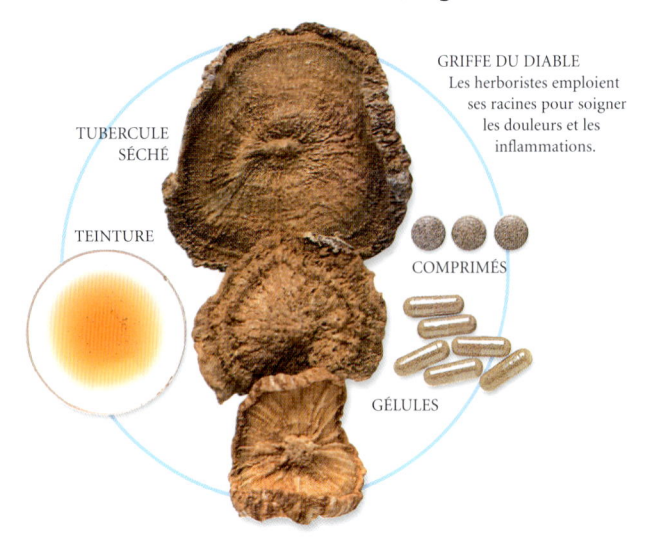

GRIFFE DU DIABLE
Les herboristes emploient ses racines pour soigner les douleurs et les inflammations.

TUBERCULE SÉCHÉ

TEINTURE

COMPRIMÉS

GÉLULES

PRÉSENTATIONS

- COMPRIMÉS GASTRORÉSISTANTS

APPORT CONSEILLÉ CHEZ L'ADULTE

- 2 X 480 mg/JOUR OU 15 ml DE TEINTURE

MISE EN GARDE

CONTRE-INDIQUÉ CHEZ LA FEMME ENCEINTE OU QUI ALLAITE, EN CAS D'ULCÈRE À L'ESTOMAC OU AU DUODÉNUM (STIMULE LA PRODUCTION D'ACIDE GASTRIQUE DANS L'ESTOMAC) ET CHEZ LES DIABÉTIQUES (RISQUE DE DIMINUTION DU TAUX DE SUCRE DANS LE SANG).

PROPRIÉTÉS

La racine de cette plante, bien connue depuis des siècles pour ses vertus médicinales, renferme des principes actifs appelés « iridoïdes » dont l'un d'eux, l'harpagoside, jouerait un rôle majeur contre les réactions inflammatoires.
Des études ont montré que cette plante contribuerait à préserver la santé des articulations, des tendons et des ligaments.
Ses vertus anti-inflammatoires permettraient de la substituer efficacement aux médicaments classiques (comme la cortisone).

INDICATIONS

● **DOULEURS LOMBAIRES**
Deux comprimés quotidiens de 480 mg d'extrait standard soulageraient les lombalgies sans cause traumatique.

● **ARTHRITE**
Grâce à ses propriétés anti-inflammatoires, cette plante est tout indiquée pour soigner l'arthrite, les lumbagos et les rhumatismes.

● **ARTICULATIONS ET LIGAMENTS**
Une supplémentation aurait un effet protecteur sur les articulations, des tendons et des ligaments, surtout au niveau du rachis et du bas du dos.

GRIFFE DU DIABLE, ÉCHINACÉE

ÉCHINACÉE

Rhume et grippe ◆ Problèmes de peau
◆ Affections virales et bactériennes

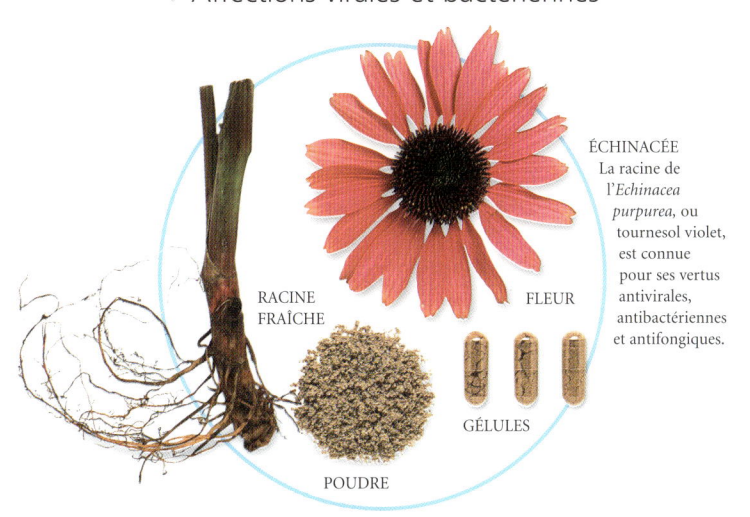

ÉCHINACÉE
La racine de l'*Echinacea purpurea*, ou tournesol violet, est connue pour ses vertus antivirales, antibactériennes et antifongiques.

RACINE FRAÎCHE
FLEUR
GÉLULES
POUDRE

PRÉSENTATIONS

- COMPRIMÉS
- GÉLULES
- TEINTURE

APPORT CONSEILLÉ CHEZ L'ADULTE

- CONTRE L'INFECTION : 2 À 3 GOUTTES/JOUR OU 15 GOUTTES 3 FOIS/JOUR
- EN PRÉVENTION : 1 g/JOUR

MISE EN GARDE

LA PRISE DOIT ÊTRE MODÉRÉE DURANT LA GROSSESSE. CONTRE-INDIQUÉ EN CAS DE TRAITEMENT IMMUNOSUPPRESSEUR (APRÈS UNE GREFFE). DES DOSES MASSIVES PEUVENT DONNER DES NAUSÉES ET DES VERTIGES.

PROPRIÉTÉS

Cette plante stimule les défenses immunitaires et favoriserait la synthèse de l'interféron. Elle améliorerait aussi les autres défenses du système immunitaire. Ses propriétés antibactériennes, antivirales et cicatrisantes seraient peut-être dues à la présence d'échinacine qui s'opposerait à la destruction de la barrière entre les tissus sains et les bactéries ou les virus.

INDICATIONS

● **VESSIE**
Elle restaurerait les défenses immunitaires et permettrait de combattre les infections de la vessie.

● **RHUME, GRIPPE, OTITE**
Les naturopathes l'utilisent pour soigner et prévenir les rhumes, les grippes et les otites. Elle améliorerait peut-être les problèmes de bourdonnements d'oreille.

● **INFECTIONS PROBLÈMES DE PEAU**
Elle peut soigner les infections persistantes dues à des bactéries ou des virus ainsi que les problèmes de peau (acné et plaies cutanées).

● **CANDIDOSE**
Un traitement à base de complément ou de crème traiterait le muguet, ou candidose buccale, et atténuerait le risque de réinfection.

ONAGRE

Eczéma

◆ Douleurs menstruelles

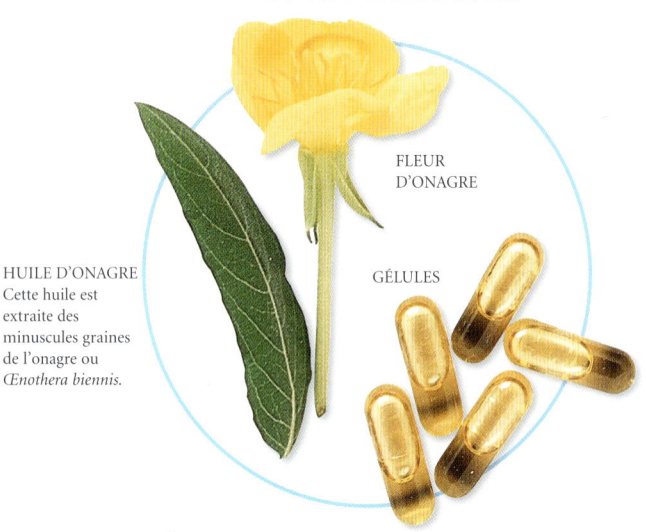

HUILE D'ONAGRE
Cette huile est extraite des minuscules graines de l'onagre ou *Œnothera biennis*.

FLEUR D'ONAGRE

GÉLULES

PRÉSENATIONS

- GÉLULES
- FLACON COMPTE-GOUTTES

APPORT CONSEILLÉ CHEZ L'ADULTE

- 1 À 3 g/JOUR

MISE EN GARDE

CONTRE-INDIQUÉ EN CAS D'ÉPILEPSIE. IL EST CONSEILLÉ DE LA PRENDRE AUX REPAS POUR DIMINUER LE RISQUE DE NAUSÉES.

PROPRIÉTÉS

L'huile d'onagre est riche en acides gras essentiels : oméga-3, linoléïque et gamma-linoléïque (particulièrement rare dans le règne végétal). Ce dernier est transformé en prostaglandine, une substance comparable à une hormone, qui gouverne de nombreuses fonctions de l'organisme, à commencer par la régulation des hormones et la lutte contre les réactions inflammatoires.

INDICATIONS

● ECZÉMA
Cette huile est notamment indiquée contre l'eczéma car elle permet de réduire la réaction inflammatoire, les démangeaisons et la sécheresse de la peau.

● HYPERACTIVITÉ ET DYSLEXIE
Chez l'enfant, des essais cliniques ont permis de constater un soulagement de ces deux troubles par l'huile d'onagre ou de poisson.

● SYNDRÔME PRÉMENSTRUEL
D'après des études, l'huile d'onagre atténuerait l'irritabilité, l'état dépressif, la maladresse, les ballonnements et les douleurs aux seins associés au symptôme prémenstruel ainsi que la rétention d'eau et les maux de tête.

FIBRES

Perte de poids ◆ Laxatif

◆ Diabète

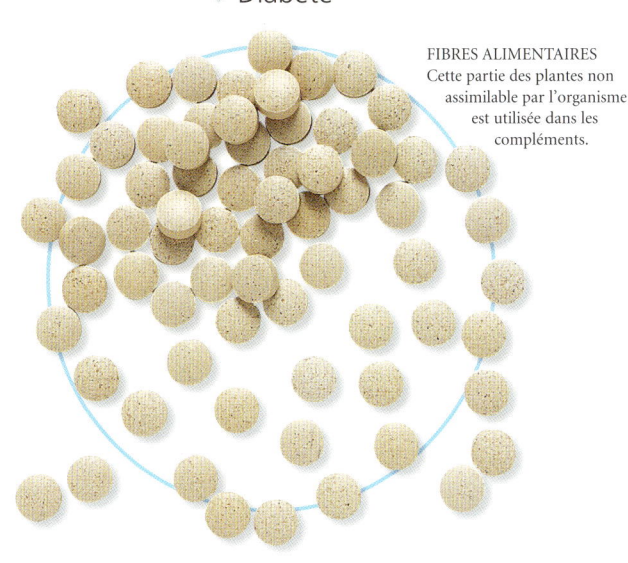

FIBRES ALIMENTAIRES
Cette partie des plantes non assimilable par l'organisme est utilisée dans les compléments.

PRÉSENTATIONS

- FIBRES DE KONJAC
- PLANTAGO PSYLLIUM
- GOMME GUAR
- CHITOSAN *(VOIR p. 92)*

APPORT CONSEILLÉ CHEZ L'ADULTE

- 18 g DE SOURCE DIÉTÉTIQUE
- FIBRES DE KONJAC : 1 À 2 X 0,5 g/JOUR 1 HEURE AVANT LE REPAS
- PLANTAGO PSYLLIUM : 2 X 0,5 g/JOUR AVEC DE L'EAU AVANT LE REPAS
- GOMME GUAR : SELON LA PRESCRIPTION

PROPRIÉTÉS

Les fibres insolubles des céréales complètes ne sont pas assimilables et absorbent de l'eau dans le système digestif, d'où une sensation de satiété et un volume accru des selles. Les fibres insolubles des fruits et de l'avoine agissent comme un gel pâteux et ralentissent l'absorption du sucre par le sang. Les personnes ayant des difficultés pour avaler ou des problèmes d'estomac ne doivent pas prendre de fibres.

INDICATIONS

● PERTE DE POIDS
Pris avec beaucoup d'eau, le konjac ou le plantago psyllium gonflent dans l'estomac, provoquant un effet coupe-faim naturel.

● CONSTIPATION
Le plantago psyllium est connu depuis longtemps pour favoriser le transit intestinal. Les laboratoires pharmaceutiques l'emploient dans les laxatifs.

● DIABÈTE
La gomme guar ralentirait l'absorption des sucres au niveau intestinal, un atout pour les diabétiques qui essayent de réguler leur taux de sucre dans le sang.

● CHOLESTÉROL
La gomme guar diminuerait le taux de cholestérol dans le sang.

CHAPITRE 3 : GUIDE DE NATUROPATHIE

HUILE DE POISSON

Crise cardiaque ◆ Psoriasis

◆ Polyarthrite rhumatoïde ◆ Dyslexie

HUILE DE POISSON
Ce type d'huile est extrait du foie de poissons comme la morue ou de la chair de poissons gras comme le saumon.

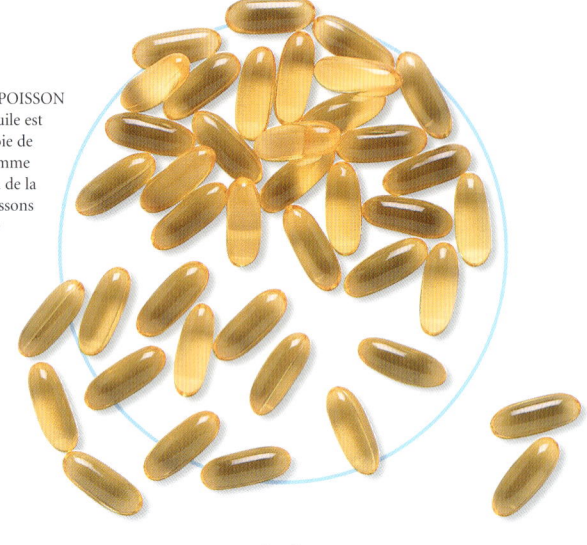

PRÉSENTATIONS

- FLACON
- CAPSULES

APPORT CONSEILLÉ CHEZ L'ADULTE

- 2 À 5 g/JOUR

MISE EN GARDE

ÉVITER TOUT EXCÈS DE VITAMINE A OU D, DÉJÀ PRÉSENTE DANS CES HUILES. CONTRE-INDIQUÉ EN CAS DE TRAITEMENT ANTICOAGULANT, COMME L'HÉPARINE, OU CHEZ LES ASTHMATIQUES QUI DOIVENT ÉVITER L'ASPIRINE.

PROPRIÉTÉS

Les huiles de poissons sont riches en acides gras essentiels, à commencer par l'acide gras oméga-3 et l'acide alpha-linoléïque. Ces substances permettent de diminuer les lipides dans le sang, de fluidifier le sang, réduisant le risque d'accident vasculaire cérébral (AVC), et d'atténuer la réaction inflammatoire en cas d'arthrite et de psoriasis. Leur rôle est fondamental durant les trois derniers mois de la grossesse pour la croissance du cerveau du fœtus et, ensuite, pour un bon développement de la vue et de l'odorat.

INDICATIONS

● **DYSLEXIE**
Chez l'enfant, une supplémentation diminuerait la dyslexie et l'hyperactivité.

● **PSORIASIS**
Une consommation accrue de poissons gras, tels que les maquereaux et les sardines, associée à une supplémentation constitue un traitement efficace contre le psoriasis.

● **POLYARTHRITE RHUMATOÏDE**
Les huiles de poisson ont la propriété d'atténuer la douleur et le besoin de prendre des anti-inflammatoires non stéroïdiens.

AIL

Problèmes cardio-vasculaires

◆ Hypertension ◆ Infections

CAPSULES D'AIL

TÊTE D'AIL

GÉLULES

POUDRE

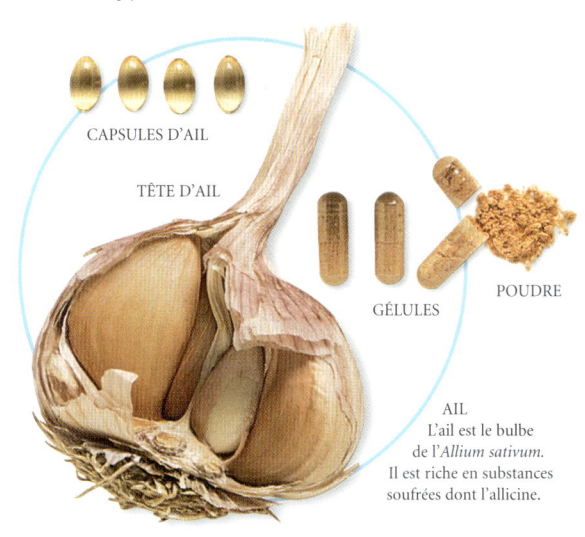

AIL
L'ail est le bulbe de l'*Allium sativum*. Il est riche en substances soufrées dont l'allicine.

PRÉSENTATIONS

- GÉLULES
- CAPSULES
- COMPRIMÉS
- HUILE

APPORT CONSEILLÉ CHEZ L'ADULTE

- 2 À 3 GOUSSES D'AIL CUIT/JOUR
- 2 À 3 COMPRIMÉS/JOUR D'ALLICINE STANDARD (SOIT 1/2 GOUSSE)

MISE EN GARDE

IL FAUT UN SUIVI MÉDICAL EN CAS DE TRAITEMENT ANTICOAGULANT.

PROPRIÉTÉS

L'ail est particulièrement riche en substances soufrées qui contiennent comme principe actif majeur de l'allicine. Il permettrait de diminuer le taux de « mauvais » cholestérol, ou HDL, et les triglycérides circulant dans le sang.
Il favoriserait également la fluidité du sang, surtout après les repas, et abaisserait la tension artérielle.
Ces substances soufrées s'opposeraient, en outre, à la multiplication des bactéries – faisant de l'ail un antibiotique naturel – et inhiberaient l'action des virus et des champignons.

INDICATIONS

● **PROBLÈMES CARDIO-VASCULAIRES**
L'ail contribuerait à diminuer le risque de maladie cardiaque.

● **HYPERTENSION**
On constaterait une diminution de la tension chez les personnes souffrant d'hypertension.

● **INFECTIONS**
Un apport régulier semble efficace contre le risque d'infections bactériennes et virales, comme le rhume.

● **CANDIDOSE**
Cette infection fongique pourrait être guérie par une supplémentation régulière.

GINGEMBRE

Indigestion ◆ Nausées

◆ Polyarthrite rhumatoïde

GÉLULES

POUDRE

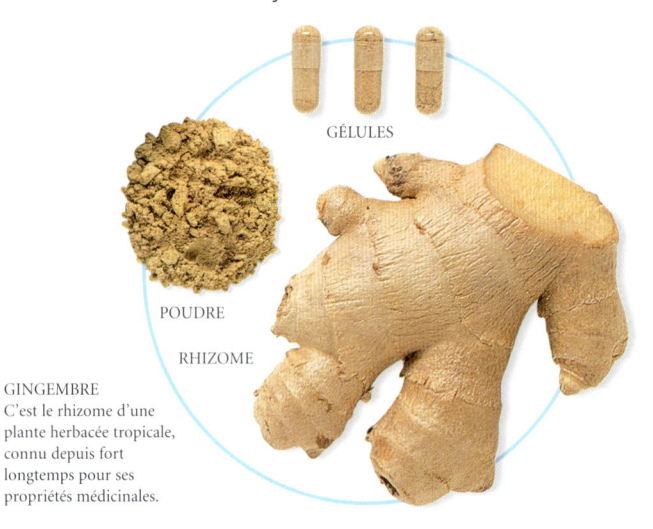

RHIZOME

GINGEMBRE
C'est le rhizome d'une plante herbacée tropicale, connu depuis fort longtemps pour ses propriétés médicinales.

PRÉSENTATIONS

- GÉLULES
- COMPRIMÉS
- RACINE FRAÎCHE

APPORT CONSEILLÉ CHEZ L'ADULTE

- 1 À 2 TASSES DE TISANE/JOUR
- GÉLULES OU COMPRIMÉS COMME PRESCRIT

MISE EN GARDE

DEMANDER L'AVIS DU MÉDECIN EN CAS DE TRAITEMENT ANTICOAGULANT (FLUIDIFIERAIT LE SANG). NE DOIT PAS ÊTRE PRIS DE MANIÈRE RÉGULIÈRE DURANT LA GROSSESSE.

PROPRIÉTÉS

Les propriétés thérapeutiques du gingembre viennent des gingérols, des huiles plus ou moins volatiles qui possèdent des vertus calmantes, antispasmodiques et digestives. Elles calment, en outre, à merveille les nausées ou le mal des transports, surtout chez la femme enceinte.

INDICATIONS

● **POLYARTHRITE RHUMATOÏDE**
Des essais cliniques sur des patients souffrant de polyarthrite rhumatoïde ont montré une amélioration de leurs douleurs et de l'inflammation après un apport sous forme de poudre. Les prostaglandines, des substances comparables aux hormones, seraient à l'origine du soulagement.

● **NAUSÉES, VERTIGES**
Le gingembre serait efficace contre les vertiges et tout type de nausées (le matin chez la femme enceinte, par abus d'alcool, etc.).

● **INDIGESTION**
C'est un remède connu depuis la nuit des temps contre les flatulences et les indigestions.

Ginkgo Biloba

Facultés mentales ◆ Circulation sanguine

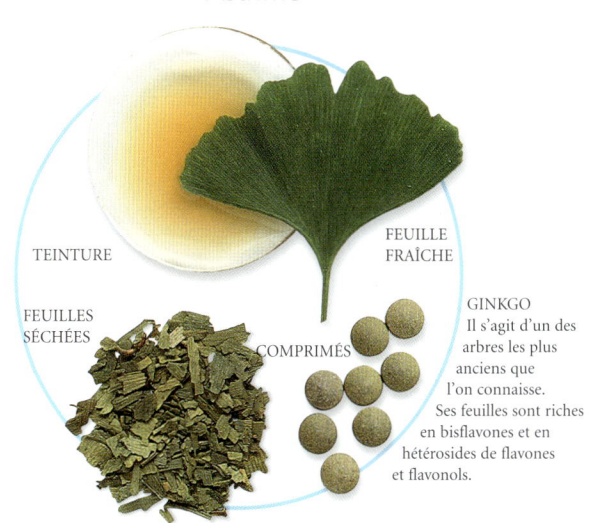

◆ Asthme

TEINTURE

FEUILLE FRAÎCHE

FEUILLES SÉCHÉES

COMPRIMÉS

GINKGO
Il s'agit d'un des arbres les plus anciens que l'on connaisse. Ses feuilles sont riches en bisflavones et en hétérosides de flavones et flavonols.

PRÉSENTATIONS

- GÉLULES
- COMPRIMÉS
- TEINTURE

APPORT CONSEILLÉ CHEZ L'ADULTE

- 3 X 0,5 g AU MOMENT DES REPAS

MISE EN GARDE

CONTRE-INDIQUÉ CHEZ LA FEMME ENCEINTE OU QUI ALLAITE. PROVOQUE PARFOIS DES MAUX DE TÊTE OU DES RÉACTIONS CUTANÉES.

PROPRIÉTÉS

Les substances actives dilatent les vaisseaux, favorisant la circulation du sang vers le cerveau et les membres supérieurs et inférieurs, et s'opposent à l'action des radicaux libres.

INDICATIONS

● **MARCHE DOULOUREUSE**
Le ginkgo atténuerait la douleur provoquée par des troubles de la circulation.

● **FACULTÉS MENTALES**
Des troubles de la concentration ou de la mémoire, un état confus ou une difficulté à se concentrer surviennent parfois avec l'âge. Le ginkgo atténue tous ces symptômes car il favorise l'irrigation du cerveau.

● **MÉMOIRE À COURT TERME**
Chez les jeunes, cette mémoire serait améliorée avec une supplémentation.

● **ASTHME**
Le ginkgo détendrait les vaisseaux dans les voies respiratoires, ce qui aurait un effet bénéfique sur les crises d'asthme dues au pollen ou aux poussières.

● **CIRCULATION SANGUINE**
Le ginkgo améliore la circulation et soigne ainsi les varices.

GINSENG

Bien-être ◆ Énergie ◆ Cicatrisation

◆ Défenses immunitaires

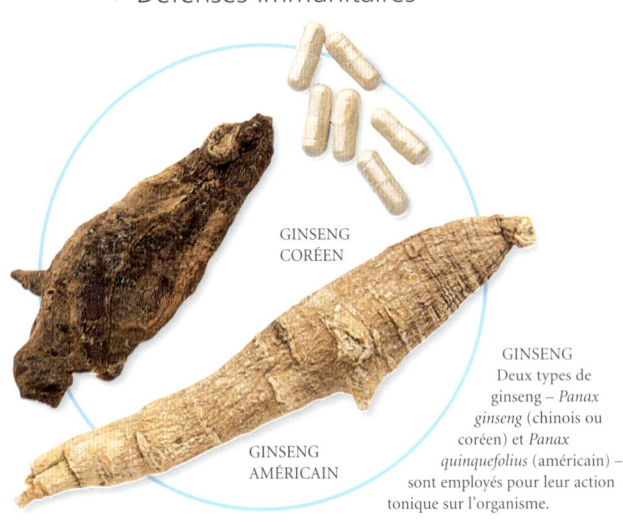

GINSENG CORÉEN

GINSENG AMÉRICAIN

GINSENG
Deux types de ginseng – *Panax ginseng* (chinois ou coréen) et *Panax quinquefolius* (américain) – sont employés pour leur action tonique sur l'organisme.

PRÉSENTATIONS

- GÉLULES
- POUDRE
- TEINTURE

APPORT CONSEILLÉ CHEZ L'ADULTE

- 2 À 3 GÉLULES/JOUR ENTRE LES REPAS
- 1 TASSE DE TISANE
- 5 À 10 g DE POUDRE SOUS FORME DE LIQUIDE

MISE EN GARDE

NE PAS DÉPASSER PLUS DE 5 À 10 g PAR JOUR, AU COUCHER, OU PENDANT PLUS DE 3 MOIS. CONTRE-INDIQUÉ CHEZ LA FEMME ENCEINTE OU QUI ALLAITE. SUIVI MÉDICAL NÉCESSAIRE EN CAS D'ANTIDÉPRESSEUR.

PROPRIÉTÉS

Les principes actifs du ginseng sont les ginsénosides. Ils aideraient l'organisme à s'adapter à la fatigue et au surmenage. Ils amélioreraient rapidement le tonus, la concentration, la résistance au stress et à l'effort, la cicatrisation de plaies et, de manière durable, l'impression de bien-être.

INDICATIONS

● **ÉNERGIE**
Le ginseng posséderait une action tonique sur tout l'organisme.

● **DIABÈTE**
Le ginseng asiatique réduirait le taux de sucre dans le sang et serait bénéfique, sous contrôle médical, en cas de diabète lié au vieillissement.

● **TENSION**
Le ginseng serait efficace contre l'hypertension.

● **DÉFENSES**
Le ginseng stimulerait les défenses naturelles de l'organisme.

● **CŒUR**
Tous les types de ginseng préviendraient les problèmes cardiaques en diminuant le taux de cholestérol.

● **MÉNOPAUSE**
Le ginseng asiatique améliorerait les troubles liés à la ménopause.

GLYCOSAMINE

Tissu conjonctif entre les os

◆ Douleurs associées à l'arthrose

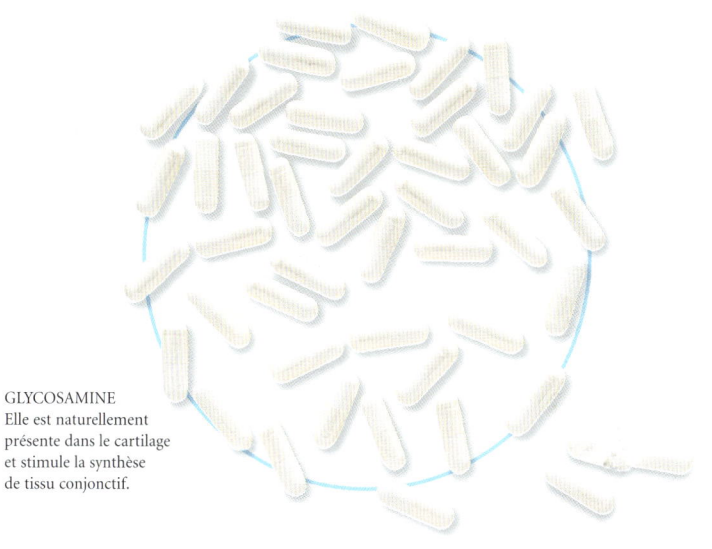

GLYCOSAMINE
Elle est naturellement présente dans le cartilage et stimule la synthèse de tissu conjonctif.

PRÉSENTATION

- GÉLULES

APPORT CONSEILLÉ CHEZ L'ADULTE

- 3 GÉLULES/JOUR

MISE EN GARDE

À PRENDRE AUX REPAS POUR ÉVITER LES BRÛLURES D'ESTOMAC OU LES NAUSÉES. CONTRE-INDIQUÉ EN CAS DE DIABÈTE OU DE PROBLÈME DE POIDS.

PROPRIÉTÉS

L'organisme a besoin de cartilage pour empêcher les os de frotter les uns contre les autres et absorber les chocs lors de la marche et des mouvements.
Avec l'âge, on perd peu à peu ces glycosamines, naturellement présentes dans le cartilage. Ce dernier se fragilise, entraînant le risque d'arthrose des articulations.
Une supplémentation permettrait parfois à l'organisme de reconstituer ce cartilage.
Il faut encore mener des essais cliniques sur de longues périodes afin d'établir le bien-fondé des vertus de ces glycosamines. Des études préliminaires montrent qu'elles interfèrent avec l'insuline et seraient, par conséquent, contre-indiquées chez les diabétiques ou les personnes qui présentent une surcharge pondérale.

INDICATIONS

● ARTHROSE
Une supplémentation à long terme serait parfois bénéfique pour réparer le cartilage, ce qui permettrait d'atténuer les douleurs et l'évolution de l'arthrose. L'effet serait plus efficace en associant les glycosamines à un complément à base de chondroïtine *(voir p. 83)*.

KAVA KAVA

Stress ◆ Anxiété

◆ Troubles du sommeil

KAVA KAVA
Les extraits standards provenant du rhizome du kava-kava, une plante de la famille du poivre, renferment des principes actifs appelés kavalactones.

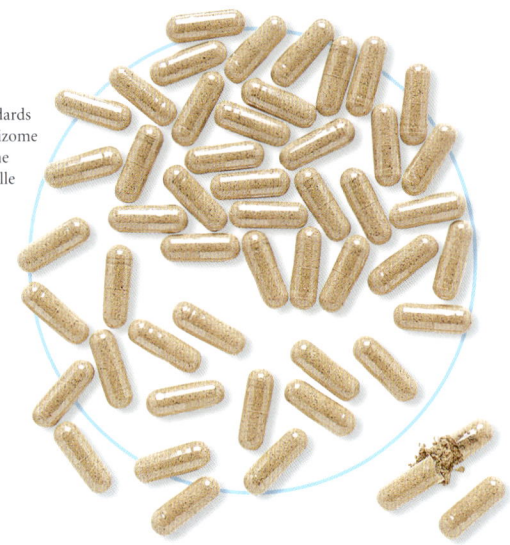

PRÉSENTATIONS

- GÉLULES
- COMPRIMÉS
- TEINTURE
- INFUSION

APPORT CONSEILLÉ CHEZ L'ADULTE

- 3 X 120 mg/JOUR D'EXTRAIT STANDARD
- 10 À 20 GOUTTES/JOUR DE TEINTURE

MISE EN GARDE

CONTRE-INDIQUÉ EN CAS DE TRAVAIL SUR MACHINE, PRISE DE SOMNIFÈRES, DE MALADIE DE PARKINSON, D'ANXIÉTÉ, DE STRESS ET CHEZ LA FEMME ENCEINTE OU QUI ALLAITE.

PROPRIÉTÉS

Les kavalactones présentes dans le kava-kava agiraient sur le cerveau (légère action sédative) et sur les muscles (effet relaxant et légèrement anticonvulsivant). La supplémentation ne devrait jamais dépasser quatre semaines.

INDICATIONS

● **RELAXATION**
Dans les îles du Pacifique, on boit depuis toujours une boisson appelée Sakau, à base de rhizome de kava-kava, réputée pour détendre, combattre l'anxiété, améliorer les états d'âme et apporter une sensation de bien-être.

● **ANXIÉTÉ**
Le kava-kava serait un remède efficace contre l'anxiété et, de ce fait, une bonne alternative aux antidépresseurs et aux tranquillisants.

● **TROUBLES DU SOMMEIL**
Son action relaxante sur les muscles et apaisante sur l'esprit serait tout indiquée pour ceux qui recherchent un remède naturel contre les troubles du sommeil.
Une supplémentation prise au coucher permettrait de détendre le corps et l'esprit, de favoriser l'endormissement et d'éviter le recours à des somnifères.

CHARDON-MARIE

Protection contre les produits toxiques

◆ Foie

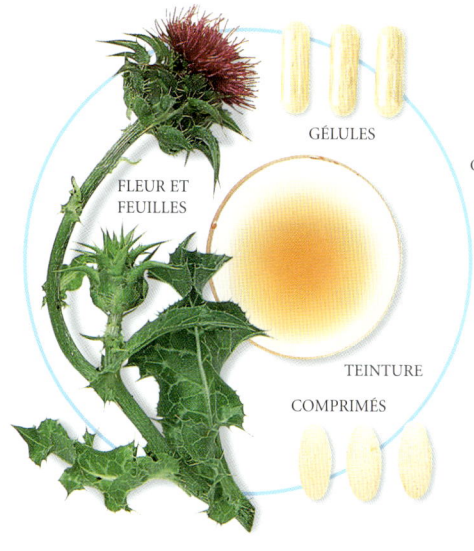

GÉLULES

FLEUR ET FEUILLES

CHARDON-MARIE
Cette plante courante en Europe et en Amérique est utilisée pour ses graines.

TEINTURE

COMPRIMÉS

PRÉSENTATIONS

- GÉLULES
- COMPRIMÉS
- TEINTURE
- DÉCOCTION

APPORT CONSEILLÉ CHEZ L'ADULTE

- 1 GÉLULE D'EXTRAIT STANDARD 3 FOIS/JOUR
- 10 ml DE TEINTURE DANS DE L'EAU CHAUDE QUE L'ON LAISSE REFROIDIR

MISE EN GARDE

LA TEINTURE EST CONTRE-INDIQUÉE EN CAS DE PROBLÈME CHRONIQUE AU FOIE (HÉPATITE, CIRRHOSE, ETC.).

PROPRIÉTÉS

Depuis longtemps, cette plante protège ou soigne le foie.
Ses graines sont riches en silymarine qui s'opposerait aux radicaux libres dans le foie, régénérerait les cellules malades et stimulerait la croissance de nouvelles cellules. C'est un excellent remède pour détoxifier le foie.

INDICATIONS

● CIRRHOSE ET HÉPATITE

Cette plante est bien connue pour soigner les atteintes légères du foie (en cas de consommation excessive d'alcool par exemple).

● DÉTOXIFICATION DU FOIE

Le chardon-Marie décongestionnerait le foie attaqué par des polluants ou des médicaments comme l'aspirine.

● PRODUITS TOXIQUES

Les silymarines bloqueraient l'absorption de toxines dans l'organisme (cadmium, tétrachlorure de carbone, etc.) qu'elles élimineraient ensuite.

● DÉFENSES IMMUNITAIRES

En augmentant la synthèse d'antioxydants dans le foie, le chardon-Marie augmenterait la capacité de l'organisme à se défendre contre les infections.

CHAPITRE 3 : GUIDE DE NATUROPATHIE

MENTHE POIVRÉE

Digestion ◆ Colopathie fonctionnelle
◆ Nausées

MENTHE POIVRÉE
De toutes les espèces de menthe, c'est celle qui possède les effets les plus puissants.

FEUILLES FRAÎCHES

FEUILLES SÉCHÉES

CAPSULES

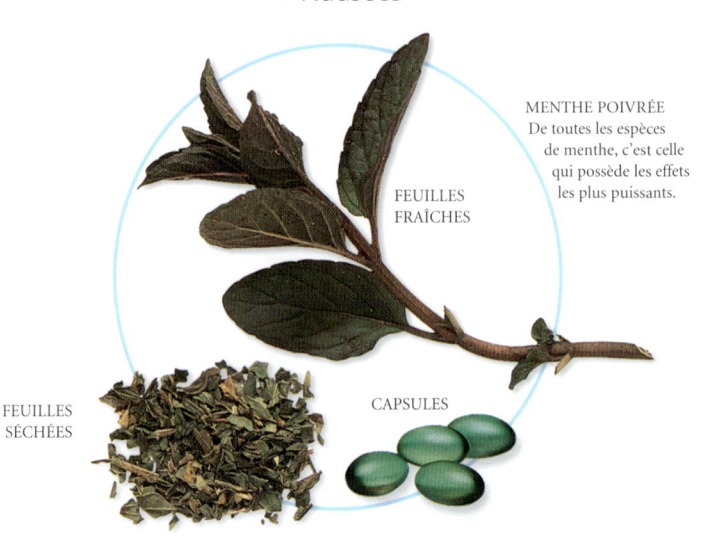

PRÉSENTATIONS

- CAPSULES (GÉLATINE GASTRORÉSISTANTE)
- INFUSION
- HUILE ESSENTIELLE

APPORT CONSEILLÉ CHEZ L'ADULTE

- 1 TASSE APRÈS LE REPAS
- 1 À 2 GOUTTES/JOUR DANS DE L'EAU CHAUDE
- CAPSULES COMME PRESCRIT

MISE EN GARDE

NE DOIT PAS ÊTRE DONNÉ PENDANT PLUS D'UNE SEMAINE CHEZ L'ENFANT, LE NOUVEAU-NÉ ET LA FEMME QUI ALLAITE (RISQUE DE DIMINUTION DE LA MONTÉE DE LAIT).

PROPRIÉTÉS

La menthe poivrée contient des huiles essentielles – menthol surtout – qui possèdent un effet calmant et favoriseraient la relaxation des muscles. Elle stimule également la sécrétion de bile de la vésicule biliaire.

INDICATIONS

● **COLOPATIE FONCTIONNELLE**
D'après des études, les capsules qui ne sont pas digérées par l'estomac apportent l'huile essentielle au niveau du côlon, ce qui permet de soulager les douleurs associées à l'irritation du côlon. On constate également un effet antispasmodique et une diminution des ballonnements et du besoin d'aller à la selle.

● **FLATULENCES**
La menthe poivrée peut soulager les flatulences au niveau de tout le système digestif.

● **DIGESTION**
Le menthol stimule la production de bile par la vésicule et favorise son excrétion vers les intestins, ce qui améliore la digestion.

● **NAUSÉES**
Les effets anesthésiants de la menthe poivrée sur l'estomac permettraient de soulager les nausées.

108

PROBIOTIQUES

Diarrhées ◆ Colopathie fonctionnelle

◆ Défenses immunitaires

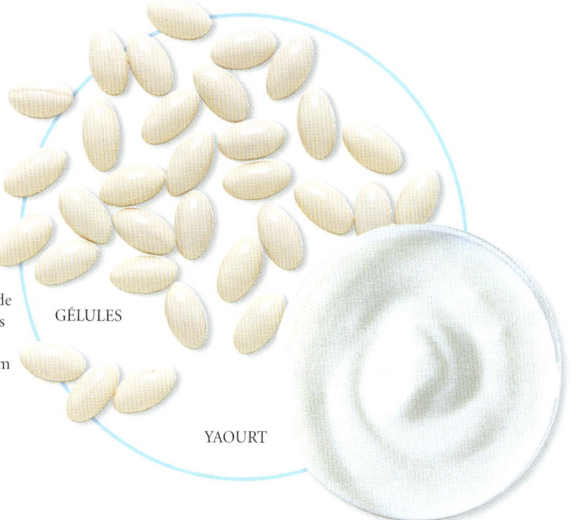

PROBIOTIQUES
On ajoute les compléments à base de bactéries probiotiques – des lactobacilles et un bifido-bactérium spécifique – à des yaourts ou des jus de fruits.

GÉLULES

YAOURT

PRÉSENTATIONS

- CAPSULES
- COMPRIMÉS
- ALIMENTS ENRICHIS

APPORT CONSEILLÉ CHEZ L'ADULTE

- COMME PRESCRIT

MISE EN GARDE

L'APPORT DOIT ÊTRE QUOTIDIEN POUR UN EFFET OPTIMAL SUR L'ORGANISME.

PROPRIÉTÉS

Les probiotiques sont des souches de « bonnes » bactéries qui, lorsqu'elles sont ingérées, ont un effet bénéfique sur l'organisme à la condition de survivre à la digestion, dans l'estomac et le petit intestin, et de parvenir intacts dans le côlon où elles peuvent se multiplier et agir de diverses manières : en s'opposant aux « mauvaises » bactéries, pathogènes, et en stimulant les défenses du système immunitaire.

INDICATIONS

● **DIARRHÉES**
Un apport de *Lactobacillus casei* et de *Bifidobactérii* va limiter les infections et les diarrhées qui résultent d'un traitement aux antibiotiques.

● **DÉFENSES**
Certaines probiotiques sont capables d'activer des parties importantes du système immunitaire (dont les anticorps et les macrophages) en interagissant avec les tissus lymphatiques du côlon.

● **COLOPATHIE FONCTIONNELLE**
D'après des études, un mélange de jus de fruit et de *Lactobacillus plantarum* soulage l'irritation du côlon, la douleur et les flatulences associées.

PROPOLIS

Rhume et grippe ◆ Gingivite

◆ Défenses immunitaires

GÉLULES

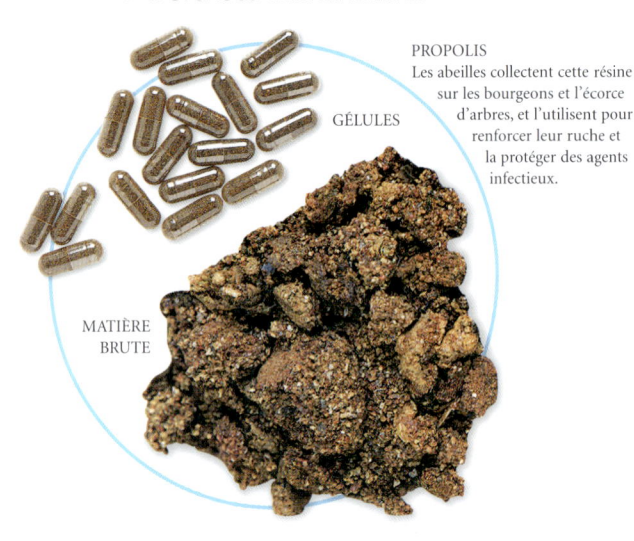

MATIÈRE BRUTE

PROPOLIS
Les abeilles collectent cette résine sur les bourgeons et l'écorce d'arbres, et l'utilisent pour renforcer leur ruche et la protéger des agents infectieux.

PRÉSENTATIONS

- GÉLULES
- PASTILLES
- SPRAY
- BAUME POUR LES PLAIES

APPORT CONSEILLÉ CHEZ L'ADULTE

- 3 GÉLULES/JOUR
- PASTILLES OU SPRAY CONTRE LE MAL DE GORGE

MISE EN GARDE

CONTRE-INDIQUÉ EN CAS D'ASTHME ET D'ALLERGIE AUX PIQÛRES D'ABEILLE.

PROPRIÉTÉS

La propolis renferme toute une gamme de flavonoïdes, des vitamines, des sels minéraux, des acides gras, des huiles essentielles, des tanins et du pollen qui agissent en synergie pour stimuler les défenses du système immunitaire et œuvrer en tant qu'antibactérien, anti-inflammatoire, antiviral et antioxydant.

INDICATIONS

● **RHUME**
D'après des études, la propolis a un effet antiviral spécifique contre le virus *Herpes simplex,* responsable des rhumes et de l'herpès génital. La prise de propolis dès les premiers symptômes réduirait le risque de flambée du virus.

● **DÉFENSES IMMUNITAIRES**
Chez les personnes âgées, le système immunitaire est affaibli. La propolis contribue à apporter les nutriments végétaux capables de le renforcer et de protéger l'organisme contre les rhumes et la grippe.

● **GINGIVITE**
La propolis renforcerait les vaisseaux, en particulier au niveau des gencives. Il atténuerait ainsi le saignement des gencives, fréquent chez les personnes âgées.

MILLEPERTUIS

Défenses immunitaires ◆ Antidépresseur végétal ◆ Insomnie

MILLEPERTUIS
Cette plante aux fleurs jaune vif est connue depuis longtemps pour son action contre les troubles de l'humeur et l'état dépressif et pour ses vertus sédatives.

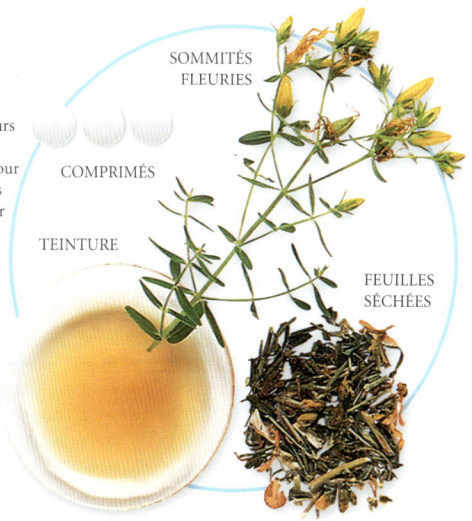

SOMMITÉS FLEURIES
COMPRIMÉS
TEINTURE
FEUILLES SÉCHÉES

PRÉSENTATIONS

- GÉLULES
- COMPRIMÉS
- TEINTURE
- INFUSION

APPORT CONSEILLÉ CHEZ L'ADULTE

- 3 X 250 À 500 mg/JOUR

MISE EN GARDE

PEUT ACCROÎTRE LE RISQUE DE PHOTOSENSIBILITÉ. CONTRE-INDIQUÉ EN CAS DE PRISE D'ANTIDÉPRESSEURS, EXCEPTÉ AVEC UN SUIVI MÉDICAL.

PROPRIÉTÉS

Ses feuilles sont riches en hypericine, une substance qui améliorerait le taux des neurotransmetteurs, comme la sérotonine, qui permet de « se sentir bien ». Cette plante aurait un effet antibactérien et serait capable de stimuler les défenses du système immunitaire. Elle bloquerait la synthèse d'hormones du stress. On l'utilise pour soigner l'insomnie, les ulcères de l'estomac et les douleurs pendant les règles.

INDICATIONS

● **ÉTAT DÉPRESSIF**
D'après des études, le millepertuis améliore les états dépressifs et serait un antidépresseur efficace et dépourvu d'effets secondaires.

● **INSOMNIE**
Son effet relaxant serait efficace contre les insomnies passagères.

● **MÉNOPAUSE**
Le millepertuis atténuerait les symptômes liés au changement hormonal de la ménopause et améliorerait, de ce fait, la libido.

● **TROUBLES SAISONNIERS THYMIQUES**
Son effet antidépresseur serait efficace contre les troubles saisonniers thymiques.

CHAPITRE 3 : GUIDE DE NATUROPATHIE

PALMIER-SCIE

Diurétique ◆ Infections urinaires

◆ Infections bénignes de la prostate

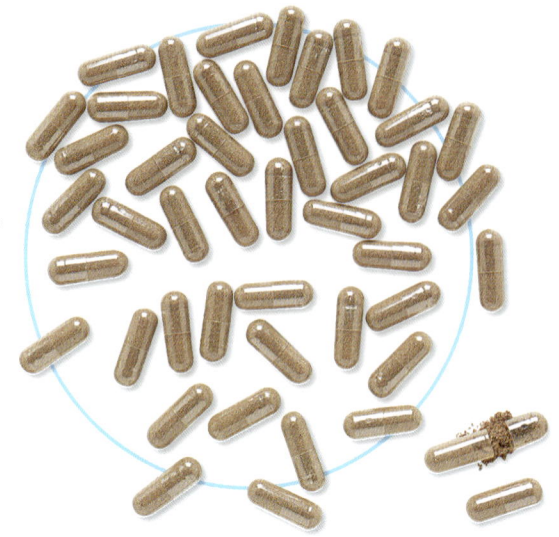

PALMIER-SCIE
Les compléments utilisent les baies violettes de ce palmier-scie.

PÉSENTATIONS

- GÉLULES
- COMPRIMÉS
- INFUSION
- TEINTURE

APPORT CONSEILLÉ CHEZ L'ADULTE

- 2 À 3 X 475 mg/JOUR D'EXTRAIT STANDARD
- 2 À 3 X 2 ml DE TEINTURE

MISE EN GARDE

EN CAS DE PROBLÈME PROSTATIQUE, IL FAUT CONSULTER UN MÉDECIN AVANT D'ENVISAGER UNE AUTOMÉDICATION POUR ÉLIMINER L'ÉVENTUALITÉ D'UN CANCER DE LA PROSTATE.

PROPRIÉTÉS

Les extraits des baies du palmier-scie (parfois appelé saw palmetto) inhiberaient l'action d'une forme de la testostérone (une hormone masculine) en réduisant son accumulation dans le tissu prostatique. Un excès de cette « dihydrotestostérone » pourrait déclencher l'augmentation du volume de la prostate, avec des conséquences sur le système urinaire et la capacité d'uriner.

INDICATIONS

● **INFECTIONS URINAIRES**
Le palmier-scie diminuerait les infections urinaires, permettant de ce fait d'éviter une réinfection.

● **INFECTIONS BÉNIGNES DE LA PROSTATE**
D'après des études, l'extrait standard du palmier-scie serait efficace contre des symptômes tels que la diminution du besoin d'uriner la nuit et le faible volume des urines émises. En outre, des essais cliniques menés chez des patients atteints d'hyperplasie prostatique bénigne ont abouti à une diminution du volume de la prostate.

SOJA

Cancers du sein et de la prostate

◆ Problèmes cardio-vasculaires

SOJA

SOJA
Les extraits de cette légumineuse, qui pousse aux quatre coins de la planète, proviennent du haricot de soja.

GÉLULES

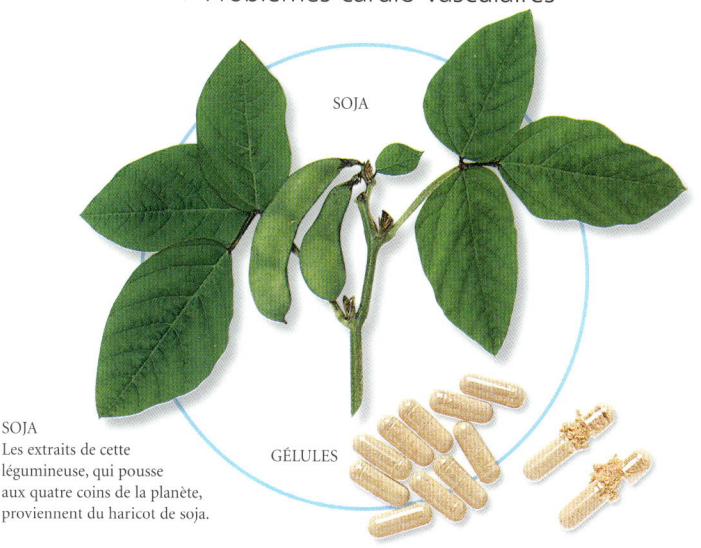

PRÉSENTATIONS

- GÉLULES
- COMPRIMÉS D'EXTRAITS STANDARDS

APPORT CONSEILLÉ CHEZ L'ADULTE

- SELON LES INDICATIONS DU FABRICANT

MISE EN GARDE

SI L'ALIMENTATION EST DÉJÀ RICHE EN SOJA, IL FAUT CONSULTER UN MÉDECIN AVANT D'ENVISAGER UNE SUPPLÉMENTATION.

PROPRIÉTÉS

Le soja est riche en isoflavones et en phyto-œstrogènes. Lorsque le taux en œstrogène est trop élevé, ces phyto-œstrogènes permettent d'en atténuer les effets. Le soja possède, en outre, des propriétés antioxydantes qui diminuent le risque de dommages causés par les radicaux libres sur l'organisme.

INDICATIONS

● **CANCER DU SEIN**
Les isoflavones du soja permettraient d'inhiber la croissance des cellules cancéreuses en bloquant les effets dommageables induits par un excès d'œstrogène.

● **CANCER DE LA PROSTATE**
Les hommes qui mangent beaucoup de soja sont moins atteints par le cancer de la prostate.

● **PROBLÈMES CARDIO-VASCULAIRES**
Une consommation régulière en soja diminuerait le taux de « mauvais » cholestérol, ou LDL, qui risque de boucher les artères et de provoquer des problèmes cardiaques.

● **BOUFFÉES DE CHALEUR**
Les troubles liés à la ménopause, comme les bouffées de chaleur, seraient atténués avec une supplémentation.

VALÉRIANE

Stress et anxiété ◆ Troubles du sommeil
◆ Crampes musculaires

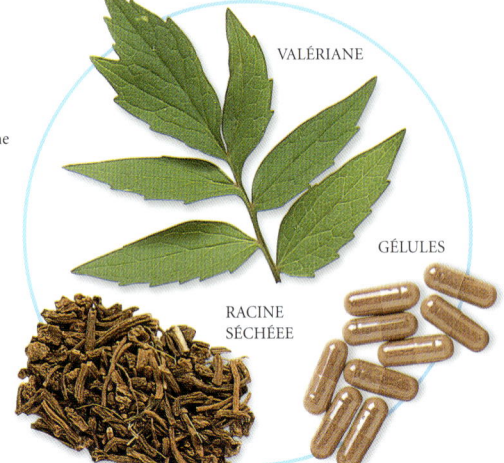

VALÉRIANE
On utilise la racine de la *Valeriana officinalis* pour son huile essentielle.

VALÉRIANE

GÉLULES

RACINE SÉCHÉE

PRÉSENTATIONS

- GÉLULES
- COMPRIMÉS
- DÉCOCTION
- TEINTURE

APPORT CONSEILLÉ CHEZ L'ADULTE

- 2 À 4 X 400 mg/JOUR D'EXTRAIT STANDARD
- 1 TASSE DE TISANE/JOUR
- 1 À 2 ml DE TEINTURE/JOUR

MISE EN GARDE

À PRENDRE LE SOIR EN RAISON DE SON EFFET SÉDATIF. CONTRE-INDIQUÉ AVEC L'ALCOOL OU D'AUTRES SÉDATIFS ET CHEZ LA FEMME ENCEINTE OU QUI ALLAITE.

PROPRIÉTÉS

La racine de la valériane est riche en valépotriates, des substances qui semblent avoir une action directe sur le cerveau. C'est probablement pourquoi cette plante a un effet apaisant sur le système nerveux et relaxant sur les muscles. Ce calmant naturel, tout indiqué en cas de stress et d'angoisse, calme les palpitations du cœur. Attention, il est impératif de toujours respecter à la lettre les recommandations des fabricants sur le dosage et la durée du traitement, et dans tous les cas, celui-ci ne devrait jamais excéder trois semaines.

INDICATIONS

● **STRESS ET ANXIÉTÉ**
On connaît depuis longtemps les vertus de cette plante pour lutter contre le stress et l'anxiété, et favoriser la relaxation.

● **TROUBLES DU SOMMEIL**
La valériane possède des propriétés relaxantes et sédatives qui en font un remède tout indiqué contre l'insomnie.

● **CRAMPES MUSCULAIRES**
Son pouvoir relaxant sur les muscles est utilisé pour soulager les douleurs menstruelles et le syndrome prémenstruel.

VITEX AGNUS-CASTUS

Syndrome prémenstruel ◆ Cycle menstruel

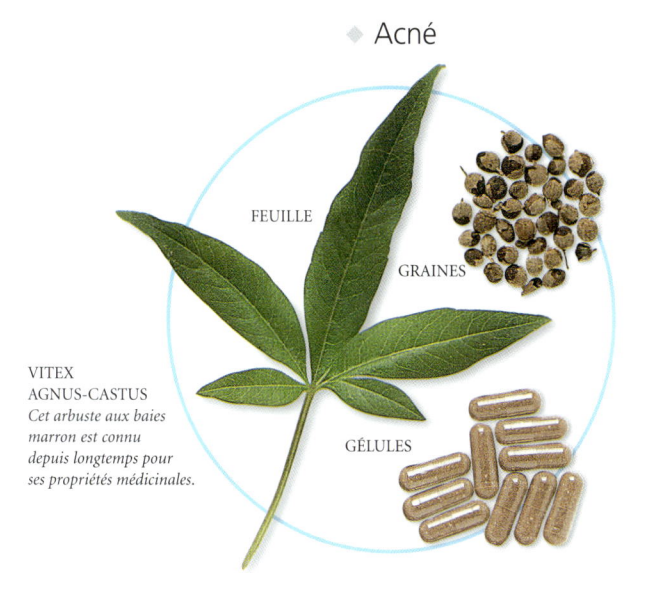

◆ Acné

FEUILLE

GRAINES

GÉLULES

VITEX AGNUS-CASTUS
Cet arbuste aux baies marron est connu depuis longtemps pour ses propriétés médicinales.

PRÉSENTATIONS

- GÉLULES ET COMPRIMÉS D'EXTRAIT STANDARD
- TEINTURE

APPORT CONSEILLÉ CHEZ L'ADULTE

- À PRENDRE DÈS LE LEVER POUR UN MEILLEUR EFFET SUR L'HYPOPHYSE (SUIVRE LES INDICATIONS DU FABRICANT POUR LE DOSAGE).

MISE EN GARDE

CONTRE-INDIQUÉ CHEZ LA FEMME ENCEINTE OU QUI ALLAITE, ET EN CAS DE PILULE CONTRACEPTIVE (SAUF EN CAS D'ACCORD DONNÉ PAR UN NATUROPATHE).

PROPRIÉTÉS

Cette plante est riche en principes actifs (flavonoïdes, iridoïdes et huiles essentielles) qui agissent seuls ou en synergie pour réguler l'équilibre du système hormonal grâce à ses vertus qualifiées « adaptogènes ».

INDICATIONS

● **CYCLE MENSTRUEL**
Des études indiquent que cette plante régulerait de manière efficace les cycles menstruels irréguliers.

● **SYNDROME PRÉMENSTRUEL**
D'après des essais cliniques, cette plante soulagerait les ballonnements, le gonflement ou la sensibilité des seins, les nausées, les douleurs ainsi que l'irritabilité liés au syndrome prémenstruel.

● **MÉNOPAUSE**
En Allemagne, cette plante est couramment utilisée contre les troubles de la ménopause tels que les bouffées de chaleur ou l'irritabilité.

● **ACNÉ**
L'acné étant un problème lié au déséquilibre hormonal, l'action de cette plante régulatrice sur les hormones permettrait d'améliorer ce problème de peau.

LES BESOINS NUTRITIONNELS

Il est incroyable de constater à quel point les besoins et les régimes alimentaires évoluent de la naissance à l'adolescence.

NOUVEAU-NÉS

Le meilleur aliment d'un bébé est le lait de sa mère. Vers l'âge de quatre à six mois, son organisme acceptera quelques aliments solides en plus du lait, ce qui augmentera les apports en protéines, vitamines et sels minéraux – et donc d'énergie.

ALIMENTS DE BASE
• Des vitamines pour nourrisson, en gouttes, seront nécessaires si le régime de la mère qui l'allaite est carencé.
• Le sevrage débute vers l'âge de six mois par de petites quantités de riz, de légumes et de compotes de fruits. Viennent ensuite les aliments émincés ou en purée, les bouchées, puis enfin les plats de la famille coupés en petits morceaux.

NUTRIMENTS ESSENTIELS
Le lait maternel apporte les nutriments nécessaires et des anticorps maternels qui permettront de lutter contre d'éventuelles infections. Le lait maternisé constitue une alternative pour celles qui ne peuvent pas ou ne veulent pas allaiter. Au cours du sevrage, l'apport en lait doit diminuer, jusqu'à 1/2 litre par jour.

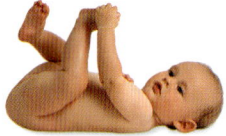

JEUNES ENFANTS

C'est la période où l'on introduit le plus d'aliments possible pour éviter tout déséquilibre nutritionnel et habituer l'enfant à des consistances et des goûts variés et diversifiés.

ALIMENTS DE BASE
• Produits laitiers ou au soja enrichis en calcium pour la formation d'os solides.
• Huiles de poisson pour apporter les acides gras essentiels au développement du cerveau.
• Viande rouge maigre et céréales enrichies en fer, au petit déjeuner, pour éviter toute carence en fer.
• Fruits et légumes de toutes sortes pour leur apport en vitamines, sels minéraux et nutriments protecteurs et, aussi, pour leur variété.

ÉQUILIBRE
Les jeunes enfants doivent manger, souvent, de petites quantités. Ils ont surtout besoin de protéines, pour leur croissance, et d'aliments riches en fer, pour prévenir l'anémie, au détriment des féculents, des céréales, des légumes ou des fruits et, bien sûr, du sucre raffiné et des aliments riches en matières grasses.

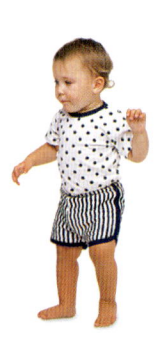

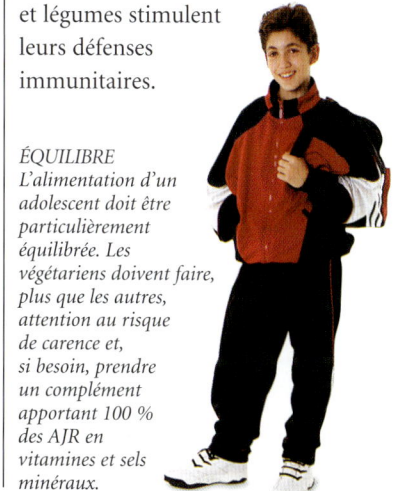

LES BESOINS NUTRITIONNELS

ENFANTS

Dès l'âge de cinq ans, un enfant peut suivre les mêmes conseils qu'un adulte pour une alimentation saine et équilibrée : des céréales complètes, cinq portions de fruits et de légumes par jour, et des produits laitiers pauvres en matière grasse. On réservera les aliments sucrés ou acides aux repas afin d'éviter les caries. Chez un enfant hyperactif, on limitera les additifs et on lui donnera une cure d'huile d'onagre.

ALIMENTS DE BASE
• Des céréales enrichies au petit déjeuner avec du lait, du pain et un jus de fruit.
• Le repas du midi peut inclure une boisson lactée et un fruit. Le repas principal doit apporter des protéines animales (viande, volaille, poisson, fromage ou œufs), ou végétales chez les végétariens (en veillant à la complémentation des acides aminés), plus des féculents ainsi que des légumes.
• Les enfants végétariens peuvent avoir besoin d'un supplément de vitamines et de sels minéraux.

ADOLESCENTS

L'alimentation doit apporter de quoi faire face aux poussées de croissance : du fer pour les nouveaux globules rouges du sang et beaucoup de calcium pour les os. Il faut également veiller à ce qu'ils mangent à des heures régulières, sans grignotage intempestif, et à ce que leurs repas soient équilibrés.

ALIMENTS DE BASE
• Ils ont un besoin accru de produits laitiers ou à base de soja enrichis en calcium, et d'aliments riches en fer (comme la viande rouge).
• Les céréales complètes ou enrichies, l'huile de poisson, toutes les noix et graines sont nécessaires à leur croissance.
• Fruits, jus de fruits et légumes stimulent leurs défenses immunitaires.

INCONTOURNABLES
Un petit déjeuner copieux s'impose pour les aider à se concentrer toute la matinée. Le régime végétarien n'est pas déséquilibré pour un enfant, mais il faut parfois ajouter un complément minéro-vitaminique adapté.

ÉQUILIBRE
L'alimentation d'un adolescent doit être particulièrement équilibrée. Les végétariens doivent faire, plus que les autres, attention au risque de carence et, si besoin, prendre un complément apportant 100 % des AJR en vitamines et sels minéraux.

LES BESOINS NUTRITIONNELS

Nos besoins évoluent avec l'âge.
Une alimentation équilibrée jouerait un rôle préventif,
voire curatif contre, par exemple, les problèmes
cardio-vasculaires ou l'arthrose.

ADULTES

Les problèmes cardio-vasculaires, la fertilité, les troubles de la prostate et le stress seraient directement liés à notre alimentation. Il faut privilégier l'huile de poisson, les fruits et les légumes (ail et oignons en particulier), et le soja, sous toutes ses formes. Des compléments comme le palmier-scie, l'ail et le sélénium sont aussi indiqués.

ALIMENTS DE BASE
- Maquereau, saumon, ou autre poisson gras trois fois par semaine.
- Ail, oignons et poireaux pour diminuer le taux de cholestérol.
- Noix du Brésil en tant que source de sélénium.
- Viande maigre, volaille et produits laitiers pauvres en matières grasses (avec un minimum d'acides gras saturés d'origine animale).

FEMMES ENCEINTES

Les besoins d'une femme enceinte sont spécifiques. Un apport quotidien de 400 µg de vitamine B9 est conseillé contre le risque de spina bifida chez le bébé. L'alimentation doit être riche en acides gras essentiels pour favoriser le développement du cerveau de l'enfant (ils seront ensuite apportés par le lait maternel).

ALIMENTS DE BASE
- Des aliments riches en vitamine B9 comme les choux de Bruxelles, la betterave et les céréales enrichies.

PROTÉGER SA SANTÉ
Éviter toute surcharge pondérale permet de protéger le système cardio-vasculaire ainsi que les articulations et le dos tout en évitant les maladies dégénératives telles que l'infarctus ou encore l'arthrose.

RÉGIME ÉQUILIBRÉ
Une alimentation équilibrée, pendant et entre les grossesses, aide la femme à préserver voire à améliorer son stock de vitamines et de sels minéraux. Ceci est important chez celles qui ne mangent pas de viande.

LES BESOINS NUTRITIONNELS

• Des poissons gras (saumon, maquereau, sardines, etc.) pour les acides gras essentiels.
• De la viande rouge, des légumes verts, des noix, des graines et des légumes secs pour le fer.

FEMMES MÉNOPAUSÉES

L'alimentation est primordiale pour la santé des femmes ménopausées. Des aliments riches en phyto-œstrogènes, en vitamines antioxydantes et en sels minéraux ralentiraient les signes visibles du vieillissement et ceux, invisibles, associés à la baisse d'œstrogènes – incluant l'ostéoporose et les problèmes cardio-vasculaires.

ALIMENTS DE BASE
• Du soja sous toutes ses formes (haricots, tofu, lait, yaourt, etc.) pour l'apport en phyto-œstrogènes.
• Des produits laitiers ou enrichis en calcium comme les céréales pour petit déjeuner enrichies.
• Des fruits et des légumes, dont les baies et les agrumes, pour lutter contre les signes visibles du vieillissement de la peau tout en protégeant les yeux et, de ce fait, la vue.

GARDER LA SANTÉ
Avec le ralentissement du métabolisme, le poids devient souvent un problème.
Une activité physique régulière et une bonne hygiène alimentaire aideront à stabiliser le corps au poids voulu, préservant la santé et améliorant bien-être et estime de soi.

PERSONNE ÂGÉES

Le vieillissement influe sur les besoins nutritionnels qui, à leur tour, sont affectés par le régime alimentaire. De bonnes habitudes alimentaires atténueraient le risque de certains cancers et de problèmes cardio-vasculaires. De même, une alimentation équilibrée aura des effets bénéfiques sur la santé. Une supplémentation sera préconisée afin d'améliorer la mémoire, la vue, la mobilité et de pallier la fuite de nutriments due à certains médicaments.

ALIMENTS DE BASE
• Viande rouge et poisson à l'huile (avec les arêtes), en boîte, comme sources en fer et en calcium faciles à digérer et à absorber.
• Bananes et jus de fruit qui apportent du potassium (stimule les facultés mentales) et des antioxydants (contre la cataracte, le glaucome, l'arthrose et la sénilité).
• Supplément minéro-vitaminique, ail, ginkgo et huile de poisson (traitement à voir avec son médecin traitant).

MEILLEURS APPORTS
Avec l'âge, l'absorption de certains nutriments est moins bonne et l'appétit diminue. L'alimentation doit donc être parfaitement équilibrée pour stimuler au mieux le système immunitaire, garder des os solides et limiter, le plus possible, les affections inflammatoires telles que l'arthrite.

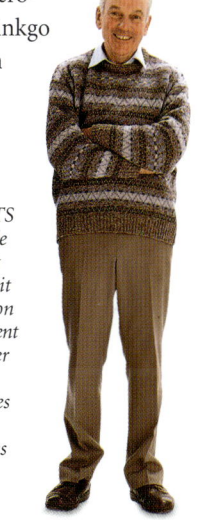

119

Mémento pratique

En cas de problème de santé, il faut avant tout consulter son médecin traitant. Avec son accord, vous pourrez alors améliorer votre santé avec des vitamines, des sels minéraux ou des compléments naturels.

AFFECTIONS	COMPLÉMENTS	CONSEILS
REFROIDISSEMENT Causé par une infection virale à l'origine d'inflammation des parois du nez et de la gorge. Le mal de gorge, le nez congestionné ou qui coule, les éternuements et les maux de tête sont les signes classiques du rhume.	Des études prônent la prise de quatre fois 500 mg de vitamine C pour atténuer les symptômes et accélérer la guérison. Des pastilles au zinc ou à la propolis soulagent le mal de gorge. L'ail et l'échinacée stimulent les défenses du système immunitaire.	Des doses massives de vitamine C donnent parfois des diarrhées et de l'acidité gastrique. Demander une forme non acide de vitamine C (ester). En cas de fortes doses de vitamine C, il faut diminuer peu à peu l'apport pour éviter le risque de sevrage, voire de scorbut.
SYNDROME PRÉMENSTRUEL Environ dix jours avant le début des règles, les femmes souffrent parfois de maux de tête, de douleur aux seins, de vague à l'âme, d'œdème par rétention d'eau, de baisse du tonus et d'irritabilité – sous une forme plus ou moins sévère.	La preuve clinique n'en a pas été apportée, mais des femmes ont constaté un mieux-être avec un apport en vitamine B6. L'huile d'onagre tout comme le magnésium sont efficaces pour soigner les tensions au niveau des seins et l'irritabilité.	Des essais cliniques ont testé l'efficacité de six gélules quotidiennes de 500 mg d'huile d'onagre standard pour restaurer le taux d'acide gamma-linoléïque. Il faut noter que l'huile d'onagre de mauvaise qualité ne présente aucun intérêt.

MÉMENTO PRATIQUE

AFFECTIONS	COMPLÉMENTS	CONSEILS
OSTÉOPOROSE L'ostéoporose entraîne une perte de densité osseuse par insuffisance de fixation du phosphore et du calcium (éliminés plus rapidement qu'ils ne sont remplacés dans la structure osseuse). Les os étant plus fragiles, le risque de fracture est accru.	Un apport quotidien de 1 g de calcium réduirait le risque de fractures, surtout chez ceux qui ne mangent aucun produit laitier. La vitamine D est indispensable à l'absorption du calcium. Il faudrait ajouter 10 µg de vitamine D par jour, plus des huiles de poisson et d'onagre.	Évitez la rhubarbe qui s'oppose au calcium. La fixation sur les os sera optimale avec une prise de calcium le soir. Faire de l'exercice régulièrement accélère en outre la fixation du calcium sur la structure osseuse.
STÉRILITÉ Cette incapacité à concevoir un enfant malgré des rapports réguliers durant un an affecterait un couple sur six. Lorsque c'est l'homme qui est à l'origine du problème, une supplémentation peut être bénéfique.	Les fumeurs prendront 250 à 1 000 mg de vitamine C par jour pour accroître le nombre de spermatozoïdes, plus 600 mg de vitamine E pour les autres. Le bêta-carotène favoriserait la maturation des spermatozoïdes et le zinc améliorerait leur mobilité.	Les deux partenaires ont tout intérêt à pratiquer des activités ludiques telles que le yoga ou la relaxation pour se détendre et se changer les idées car le stress jouerait un rôle dans les problèmes de stérilité.
ECZÉMA Cette inflammation de la peau accompagnée d'irritations, de rougeurs et parfois de vésicules évoluant en croûtes est très handicapante. Les raisons sont nombreuses : stress, allergies, produits irritants, voire même alimentation.	Des essais cliniques ont montré l'efficacité de l'huile d'onagre contre l'irritation et les rougeurs en raison de l'acide gamma-linoléique qu'elle renferme sous la forme de prostaglandines qui s'opposent à l'inflammation.	Parfois, il suffit de supprimer les produits laitiers et les œufs pour traiter l'eczéma. Il faut éviter les détergents agressifs pour la peau et, en cas de stress, faire de la relaxation. Deux gouttes d'huile de lavande dans le bain sont également bénéfiques.

MÉMENTO PRATIQUE

AFFECTIONS	COMPLÉMENTS	CONSEILS
PSORIASIS Cette affection de la peau est caractérisée par des éléments arrondis et rouges, formés de squames sèches – surtout au niveau des coudes, des genoux, du cuir chevelu, du torse et du dos – qui s'infectent parfois après grattage.	Un apport de 3 g d'huile de poisson soulagerait le psoriasis en raison du rôle anti-inflammatoire des acides gras essentiels. En cas d'infection, 15 mg de zinc et 250 mg de vitamine C par jour aideraient l'organisme à réagir.	Une infusion, trois fois par jour, de racines de bardane (laisser infuser 15 minutes à feu doux) améliore l'état de la peau. Il faut manger plus de poissons gras (saumon, maquereau et sardines) et supprimer les acides gras saturés d'origine animale.
CONCENTRATION Une difficulté à se concentrer et une fatigue permanente révèlent parfois une anémie, plus ou moins sévère, par manque de fer – surtout chez ceux qui ne mangent pas de viande. Elle affecte toutes les activités : travail intellectuel, sport, conduite, etc.	Un complément minéro-vitaminique incluant 15 mg de fer par jour traitera la carence. Il faut choisir un supplément qui apporte aussi suffisamment d'AJR en vitamines C et B9 et en cuivre pour favoriser l'assimilation du fer.	Il ne faut pas boire de thé avec le supplément : le tanin s'oppose à l'absorption du fer – tout comme un excès de zinc (au-delà des AJR). Si vous ne mangez pas de viande, prenez de l'huile de poisson et consommez des cuisses de dinde ou de poulet, des noix et des graines.
ÉTAT DÉPRESSIF Les états d'âme et les dépressions légères entraînent parfois une tristesse permanente, qui peut conduire à un mal-être profond, un esprit négatif, un doute sur soi, des crises de larmes, l'insomnie et/ou la perte de l'appétit.	Des essais cliniques ont montré que l'extrait standard du millepertuis était un excellent antidépresseur végétal. La valériane est également bénéfique car elle favorise la relaxation et l'endormissement.	L'idéal serait d'exprimer vos sentiments et de fuir la solitude. En cas de troubles persistants, n'hésitez pas à consulter un médecin. L'huile essentielle de sauge est un puissant relaxant (2 à 3 gouttes dans un bol d'eau fumante, en inhalation).

MÉMENTO PRATIQUE

AFFECTIONS	COMPLÉMENTS	CONSEILS
DORSALGIE Après avoir éliminé une cause traumatique, on peut chercher à soulager les « maux de reins » avec les plantes.	L'extrait de griffe du diable serait efficace contre les dorsalgies sans cause traumatique. Les vitamines, sels minéraux, huiles d'onagre et de poisson diminueraient la réaction inflammatoire.	Les massages, l'exercice physique et la relaxation sont conseillés, de même qu'un régime amaigrissant, progressif, en cas de surcharge pondérale afin de soulager les douleurs au bas du dos.
INSOMNIE Elle est souvent due à l'anxiété ou une maladie, des douleurs, un manque d'exercice, un état dépressif ou un environnement trop bruyant.	La valériane et la passiflore améliorent le sommeil tout comme les compléments à base de mélisse, d'extraits de houblon et de citronnelle.	L'exercice modéré, la relaxation et l'huile de lavande dans le bain sont indiqués le soir. Évitez le thé ou le café en fin de journée.
CHOLESTÉROL Trop de cholestérol entraîne l'athérosclérose, d'où le risque d'artères bouchées ou de problèmes cardiaques et une mauvaise circulation sanguine.	Les extraits standards d'ail abaisseraient le taux de cholestérol. Les compléments à base d'huile de poisson fluidifient le sang et diminuent les lipides circulant dans le sang.	Évitez les acides gras saturés (beurre, crème fraîche, lait entier, charcuterie et viandes grasses). Un poids normal et de l'exercice modéré abaissent aussi le cholestérol.
IRRITATION DU CÔLON De cause souvent inconnue, la colopathie peut donner des diarrhées et/ou de la constipation, des ballonnements, des douleurs et des crampes. Elle affecte la santé physique et mentale.	La menthe poivrée soulage les flatulences et les ballonnements et les probiotiques donnent de bonnes bactéries au côlon. Les huiles combinées d'onagre et de poisson atténuent l'inflammation.	Mangez des probiotiques (comme des yaourts riches en ferments lactiques). Il faut parfois supprimer le blé et augmenter l'apport en fibres. Certains tirent profit de techniques de relaxation.

GLOSSAIRE

ACIDES AMINÉS Éléments constitutifs des protéines, obtenus par la dégradation des protéines ingérées par l'alimentation lors de la digestion, et utilisés pour former toutes les protéines de notre organisme – dont les enzymes.

ACIDE GRAS ESSENTIEL Se dit d'un constituant des lipides indispensable au métabolisme et devant être apporté par l'alimentation.

ADAPTOGÈNE Se dit d'une plante qui aiderait l'organisme à s'adapter à la fatigue et au surmenage.

AJR Sigle utilisé pour parler des apports journaliers recommandés.

ALPHA-TOCOPHÉROL Type de vitamine E représentant 90 % de cette vitamine dans les tissus du corps humain.

ANTIOXYDANTS Substances favorisant la protection contre les effets potentiellement dommageables des radicaux libres.

BACTÉRIE Groupe de micro-organismes, parfois bénéfiques et parfois responsables de maladies.

BÊTA-CAROTÈNE Pigment jaune-orange présent dans certaines plantes, et masqué dans certains légumes verts comme les épinards par la chlorophylle.

CANCÉRIGÈNE Se dit d'un agent responsable de cancer.

CAPILLAIRE Vaisseau sanguin particulièrement fin et relié à d'autres pour constituer tout un réseau vasculaire pour permettre l'échange rapide de substances entre les liquides et les tissus environnants.

CHOLESTÉROL Molécule présente dans les graisses animales et dans la plupart des tissus du corps, indispensable à de nombreuses fonctions du métabolisme ; est transporté, lié à une protéine, par le sang. Un excès de « mauvais » cholestérol, ou LDL, constitue un facteur de risque pour les maladies cardio-vasculaires.

COENZYME Partie non protéique de certaines enzymes, constituée d'un oligo-élément ou d'une vitamine, et associée à une vitamine qu'elle active ; il s'agit souvent d'une vitamine du groupe B.

DÉGÉNÉRESCENCE MACULAIRE Dégénérescence de la macula, cette tache jaune sur la rétine de l'œil qui est la région de la vision la plus claire. C'est la forme la plus courante de cécité due au vieillissement.

DIABÈTE Maladie caractérisée par une augmentation du taux de sucre dans le sang en raison d'un manque ou d'une insuffisance de l'hormone insuline ou encore d'un trouble relatif aux récepteurs de l'insuline ; ce terme fait toujours référence au diabète sucré, à ne pas confondre avec le diabète insipide.

ENZYME Substance protéique qui déclenche ou accélère une réaction biochimique dans l'organisme.

EXTRAIT STANDARD Extrait de plante renfermant un concentré des principes actifs de cette plante.

FLAVONOÏDES Groupe de plus de 2 000 pigments végétaux possédant de puissants effets antioxydants.

GLAUCOME Affection de l'œil caractérisée par une élévation de la pression oculaire (à l'intérieur de l'œil).

GLUTEN Protéine complexe présente surtout dans le blé ou le seigle (les seules céréales qui en sont dépourvues sont le maïs et le riz).

HDL Sigle anglais signifiant *High Density Lipoproteins,* c'est-à-dire lipoprotéines de haute densité ; se réfère au « bon » cholestérol.

HORMONE Substance chimique particulière sécrétée par les glandes endocriniennes et transportées par le sang jusqu'aux cellules cibles afin de réguler les fonctions physiologiques de l'organisme dans les tissus et les organes.

GLOSSAIRE

INSULINE Hormone synthétisée dans le pancréas et sécrétée dans le sang, dont le rôle consiste à diminuer tout excès de sucre circulant dans le sang afin de maintenir un taux constant. Les personnes diabétiques ont parfois besoin d'injections régulières d'insuline *(voir insulinodépendant)*.

INSULINODÉPENDANT Se dit des personnes diabétiques qui ne peuvent être traitées par des comprimés et ont besoin d'injections d'insuline.

ISOFLAVONES Nutriments végétaux présents dans le soja et les produits à base de soja et possédant un léger effet semblable à l'œstrogène sur l'organisme.

LDL Sigle anglais signifiant *Low Density Lipoproteins*, c'est-à-dire lipoprotéines de basse densité ; se réfère au « mauvais » cholestérol.

LUTÉINE Terme également utilisé pour désigner une hormone.

MALADIE CŒLIAQUE Aussi appelée maladie de Gee, est une affection liée à une intolérance au gluten *(voir de mot)* et entraînant une difficulté d'absorption ; les causes demeurent inconnues.

NEUROTRANSMETTEUR Substance chimique sécrétée à l'extrémité des neurones (les cellules des nerfs) chargée d'apporter l'information vers d'autres neurones ou vers les muscles.

NÉVRITE Inflammation d'un nerf.

NUTRIMENT Substance élémentaire pouvant être directement et totalement utilisée par l'organisme. Le nutriment est le terme ultime de la digestion des aliments.

ŒSTROGÈNE Terme générique désignant des hormones sécrétés par les ovaires de la femme ; comprend entre autres l'œstriol, l'œstrone et l'œstradiol.

OSTÉOPOROSE État des os, devenus poreux et par conséquent fragiles, résultant de la déminéralisation osseuse ; particulièrement fréquent chez les femmes ménopausées, il est à l'origine de fractures, en particulier celle du col du fémur.

PROSTAGLANDINES Substances sécrétées par différents tissus de l'organisme et dont la synthèse peut être influencée par le régime alimentaire.

PSORIASIS Affection chronique de la peau caractérisée par des plaques rouges formées de squames.

RADICAUX LIBRES Substances instables et très réactives formées dans l'organisme suite à la respiration naturelle, sous l'action de l'oxygène, et résultant de l'effet des rayons ultraviolets, de la fumée et de la pollution atmosphérique.
En permanence, des radicaux libres se forment ou sont détruits. Ils attaquent les cellules de l'organisme en semant le désordre dans la structure des protéines et des lipides, abrégeant ainsi leur durée de vie. Ils seraient l'un des facteurs majeurs du vieillissement et pourraient être le point de départ de maladies telles que le cancer ou les cardiopathies ischémiques.

SPINA BIFIDA Malformation congénitale caractérisée par un défaut de fermeture du canal osseux rachidien, ou tube neuronal, dans lequel se trouve la moelle épinière.

SYNDROME Ensemble des symptômes qui caractérisent une affection.

TANINS Substances présentes dans le thé, les gousses de caroube et les fruits non mûrs et à l'origine de l'effet astringent dans la bouche ; les tanins se lient à des nutriments comme le fer, empêchant alors leur assimilation par l'organisme.

TEINTURE Mélange d'alcool et d'eau dans lequel on a fait macérer une plante pour en recueillir les principes actifs.

VÉGÉTALIEN Se dit d'une personne qui a supprimé de son alimentation tout produit d'origine animale : viande, mais aussi produits laitiers, œufs, etc.

VITAMINES ET MINÉRAUX

A
acide ascorbique : voir vitamine C
acide conjugué linoléique : 94
acide folique : voir vitamine B9
acide linoléique : 94
acide pantothénique :
 voir vitamine B5
acné : 27, 33, 79, 85, 115
ail : 101
AJR : 18
alcoolisme : 33, 77
 cirrhose : 107
allaitement : 16, 45, 118
allergies : 33, 35, 73, 83
anémie : 31, 41, 63
antiacides : 15
antibiotiques : 15
antioxydants : 9, 17
anxiété : 106, 114
apports recommandés en nutriments : 18
arrêt cardiaque : 67, 69
arthrite : 90, 96
arthrose : 47, 83, 96, 105
artichaut : 88
articulations : 83, 96
asthme : 33, 73, 88

B
besoin de sucre : 29, 57
bêta-carotène : 14
biotine : voir vitamine B8
blanchiment des cheveux : 49
bourdonnements d'oreille : 90, 97

C
calcium : 14, 15, 54-55
calculs rénaux : 67, 77
cancer : 27, 47, 79, 91, 94
 féminin : 41, 47, 65, 91, 94, 113
candidose : 31, 97, 101
caries dentaires : 61
caroténoïdes : 91
chardon-Marie : 10, 107
cheveux : 49, 81, 83
chitosan : 92
cholestérol : 57, 92, 99, 123
colestyramine : 15

chrome : 56-57
cicatrisation : 35, 43, 71, 85
cimicaire : 90
coenzyme Q10 : 93
côlon irrité : 123
concentration : 63, 103, 122
constipation : 35, 99
couperose : 33
crampes : 31, 55, 67, 75, 114
cuivre : 58-59

D
dents qui grincent : 49
dermatose : 49
détoxification : 83, 95, 107
diabète : 39, 49, 57, 69, 71, 77, 99, 104
diarrhées : 75, 109
dorsalgie : 123
douleurs : 90
 à l'estomac : 81, 88, 95, 102, 108
 prémenstruelles : 63
dyslexie : 98, 100

E
échinacée : 11, 97
eczéma : 49, 85, 98, 121
épilepsie : 71
état dépressif : 37, 39, 41, 111, 122
excipients : 12-13

F
fatigue : 35, 37, 39, 63
fibres : 99
flavonoïdes : 89
fluor : 60, 61
fractures : 77

G
gingivite : 89, 93, 110
gingembre : 102
ginkgo biloba : 103
glycémie : 56, 71
glycosamine : 105
goitre thyroïdien : 65
griffe du diable : 96
grippe : 97
grossesse : 9, 16, 51

INDEX

H
hépatite : 107
herpès : 43
huile d'onagre : 10, 98
huile de poisson : 100
hyperactivité : 98
hypoglycémie : 57

I
infections : 43, 47, 59, 71, 79
   de la vessie : 97
   urinaires : 112
insomnie : 106, 111, 114, 123
insuffisance cardiaque : 67
iode : 64-65

K
kava kava : 106

M
magnésium : 14, 68-69
maladie d'Alzheimer : 29
manganèse : 70-71
maux de tête : 69, 90
ménopause : 51, 90, 104, 111, 113, 115, 119
menthe poivrée : 108
millepertuis : 10, 111

N
nausées : 102, 108
niacine : voir vitamine B3
nourrisson : 51
nutrition parentérale : 49

O
œdème par rétention d'eau : 95
oreilles : 61, 90, 97
os : 71, 77, 94
ostéoporose : 41, 45, 51, 55, 59, 61, 121
oxalates : 15

P
palmier-scie : 112
parodontolyse : 45
perte de poids : 49, 65, 92, 94, 99
phosphore : 15, 76-77
phytates : 14
pissenlit : 95
polyarthrite rhumatoïde : 35, 59, 83, 90, 100, 102
potassium : 14, 66-67
préparations à base de plantes : 10-11
probiotiques : 11, 109
problèmes au foie : 88, 95, 107
   cardio-vasculaires : 33, 41, 47, 59, 67, 69, 79, 81, 88, 91, 93, 94, 101, 104, 113
   d'endormissement : 106, 111, 114, 123
   de fertilité : 47, 85, 121
   de prostate : 85, 112, 113
   de thyroïde : 65
   digestifs : 81, 88, 95, 102, 108
   intestinaux : 49
   rénaux : 49
   respiratoires : 27, 35, 90
   vasculaires : 103
propolis : 110
psoriasis : 27, 45, 100, 122
pyridoxine : *voir vitamine B6*

R
radicaux libres : 6
réactions allergiques : 33
refroidissement : 43, 89, 97, 110, 120
règles menstruelles : 51, 63, 69, 115
réhydratation : 75
rétinol : voir vitamine A
riboflavine : *voir vitamine B2*
rides : 81
rougeole : 27

S
saignements : 50
sclérose en plaques : 29
scorbut : 8
seins douloureurx : 65
sélénium : 14, 16-17, 78-79
sels minéraux chélatés : 13
sodium : 74-75
soja : 113

soufre : 82-83
stérilité : 47, 85, 121
stress : 16, 114
sulfites : 73
syndrome du canal carpien : 31, 37
syndrome prémenstruel : 37, 55, 98, 120
système immunitaire : 71, 79, 104, 107, 109, 110

T
tachycardie : 67
tension artérielle : 67, 101, 104
thiamine : voir vitamine B1
toxines : 83, 95, 107
troubles de l'estomac : 81, 88, 95, 102, 108
trous de mémoire : 29, 103, 122

V
valériane : 114
vieillissement : 9, 81, 89, 93, 119
vitamine A : 8, 14, 15, 26-27
vitamine B1 : 28-29
vitamine B12 : 9, 38-39
vitamine B3 : 15, 32-33
vitamine B5 : 34-35
vitamine B6 : 36-37
vitamine B9 : 8, 40-41
vitamine C : 14, 15, 16, 42-43
  carence : 8
vitamine E : 8, 15, 16-17, 46-47
vitamine H : 48-49
vitamine K : 8, 15, 50-51
vitamines B : 14, 15
vitamine hydrosoluble : 8, 13, 28, 30, 32, 34, 36, 38, 40, 42, 48
vitamine liposoluble : 8, 26, 44, 46, 50
vitex agnus-castus : 115

Y
yeux : 75
  cécité : 91
  cataracte : 31, 43, 47
  glaucome : 27, 57
  troubles de la vision : 39

Z
zinc : 84–85

CRÉDITS PHOTOS

Page 18 : Judith Smallwood ;
Page 110 : Bee Health Limited.

GUIDE PRATIQUE DES VITAMINES & MINÉRAUX
est publié par Hurtubise HMH
ISBN 2-89428-500-0
imprimé en Italie